KB181820

NCRETIN MPACT

당뇨병 치료 혁명

Jun Takeda 지음
김영설, 이상열 옮김

군자출판사

당뇨병 치료 혁명

첫째판 인쇄   2015년 8월 28일
첫째판 발행   2015년 9월 10일

지 은 이   Jun Takeda
옮 긴 이   김영설, 이상열
발 행 인   장주연
출 판 기 획   김도성
내지디자인   심현정
표지디자인   김민경
발 행 처   군자출판사
　　　　　　　등록 제4-139호(1991.6.24)
　　　　　　　본사 (110-717) 서울시 종로구 창경궁로 117(인의동 112-1) 동원회관 BD 6층
　　　　　　　전화 (02)762-9194/9197　　　팩스 (02)764-0209
　　　　　　　홈페이지 | www.koonja.co.kr

본서는 저자와의 계약에 의해 군자출판사에서 발행합니다.
본서의 내용 일부 혹은 전부를 무단으로 복제하는 것은 법으로 금지되어 있습니다.

· 파본은 교환하여 드립니다.
· 검인은 저자와 합의 하에 생략합니다.

ISBN 978-89-6278-279-0
정가 25,000원

　전 세계에서 당뇨병 인구가 급증하고 있으며 특히 아시아 여러 나라에서 현저하다. 구미의 2형 당뇨병은 인슐린 저항성이 특징인데 비해 우리나라에서는 인슐린 분비 부전이 중요하다. 비만, 운동부족, 스트레스에 기인한 인슐린 저항성이 유발 요인으로 병태를 크게 악화시킨다. 따라서 당뇨병의 예방이나 치료에 생활습관 개선이 필요하다. 인크레틴 관련제(DPP-4 저해제, GLP-1 수용체 작용제)를 사용하더라도 철저한 식사 요법은 당연히 중요하다.

　일반적으로 2형 당뇨병은 인슐린 초기 분비 장애로 시작되므로 식후 혈당 상승에 대한 치료가 중요한 목표이며, 초기 치료에 속효형 인슐린 분비 촉진제나 장에서 당 흡수를 지연 시켜 β세포의 부담을 경감하는 α-글루코시다제 저해제를 사용한다. 한편 인슐린 저항성이 관여하면 메트포르민이나 티아졸리딘디온제가 고려된다. 인슐린 분비 장애가 더욱 진행되면 설폰요소제나 인슐린 주사가 선택사항으로 고려되나 중요한 부작용으로 저혈당을 고려해야 한다. 최근, 인크레틴 관련제의 등장으로 당뇨병의 약물 요법 양상은 크게 변화되었다. 즉 혈당 의존성 인슐린 분비 증가나 글루카곤 분비 억제를 통해 저혈당 발생을 회피할 수 있게 하여 인크레틴 관련제는 임상에서 크게 환영받고 있다. 또한 췌장 외 작용도 주목받고 있다. 고령화 사회가 되면서 병력이 긴 당뇨병 환자에서 저혈당 위험이 적은 약제가 등장했다는 사실은 복음이라고도 할 수 있다. 특히 저혈당 관련 인자로서 글루카곤이 다시 주목받게 된 것은 당뇨병 치료에서 혈당 상승 기전을 고려하게 되었다고 생각할 수 있다. α-글루코시다제 저해제나 메트포르민도 GLP-1 분비를 증가시키는 것으로 알려져 GLP-1 분해를 억제하는 DPP-4 저해제를 병용하는 것이 합리적 대책이 된다. 기저 인슐린 제제와의 병용도 새로운 치료전략을 제시하고 있다. 다양한 약제와의 병용이 가능하다는 것은 이 약제의 특징이기도 하다.

　이 책에서는 인크레틴 관련제가 당뇨병 진료에게 준 다양한 영향을 다방면에 걸쳐 해설한다. 특히 젊은 의사가 임상 현장에서 이해하기 쉽도록 증례를 포함하여 구성했다. 인크레틴의 종합적 이해를 통해 이 책이 임상에 도움이 되는 자료가 되기를 기대한다.

Jun Takeda

역자 서문 I

당뇨병은 대표적인 만성 생활습관병이며 식사요법과 운동요법이 무엇보다 중요하다고 합니다. 그러나 생활습관 개선에 노력을 기울여도 만족스러운 혈당 조절은 어려우며 결국 약제 도입이 필요한 경우가 많습니다. 이런 상황에서 그동안 수많은 약제가 개발되었으나 부작용 없는 만족스러운 혈당 조절이라는 목표 달성은 쉽지 않습니다. 따라서 많은 연구자들이 좀 더 인체의 생리적 기능과 비슷한 작용을 하는 약제를 개발하려고 노력하고 있으며, 혈당이 높을 때만 혈당을 내려주는 이상적 치료제를 기대하고 있습니다. 아직 완벽하지 않지만 이런 기대에 근접한 약제가 인크레틴 관련제입니다. 인슐린 분비 과정의 연구에서 인크레틴의 존재는 오래전에 알려졌으나 이것을 약으로 만들어 사용하게 된 것은 인슐린 주사제의 개발에 비견할 만한 "당뇨병 치료 혁명"이라고 생각합니다. 부작용 없이 좀 더 만족스러운 혈당 조절이 가능하게 되었으며, 아직 더 연구가 필요하지만 당뇨병에 관련된 심혈관 질환 문제도 동시에 해결해 줄 것으로 기대 됩니다.

"당뇨병 치료 혁명"은 계속되고 있습니다. 인크레틴 관련제는 더욱 발전되어 주사로만 투여하는 것이 아니라 간편하게 먹는 약제로 비슷한 효과를 얻게 되었습니다. 당뇨병 환자에게 이런 약제를 효과적으로 사용하기 위해서는 약에 대한 정확한 정보가 필요합니다. 이런 시점에서 "인크레틴 충격"을 "당뇨병 치료 혁명"으로 개제하여 번역, 출판합니다. 당뇨병 환자의 진료에 참여하는 임상의에게 도움이 되어 우리나라 당뇨병 환자도 100세 장수를 누리는 시대가 되기를 희망합니다.

출판을 허락해주신 군자출판사 장주연 사장님께 감사드리며, 좋은 책을 만들어 주신 김도성 과장님과 여러분에게 깊은 감사를 드립니다.

정병원 내분비내과   김영설

이 책의 번역 과정에 참여하면서 저는 개인적인 아쉬움을 잠깐씩 떠올렸습니다. 인크레틴 관련제가 우리나라에 처음 소개되어, 한참 많은 환자들에게 저변을 넓히고 있을 무렵, 저는 군의관으로 국방의 의무를 수행하고 있었습니다. 아무래도 군진의료 환경에 최신 약물을 바로 도입하기 어려운 것이 사실이라, 저는 당시 군에서 유일한 내분비 분과 전문의임에도 관련 약물에 대한 경험이 다른 임상의에 비해 늦어질 수 밖에 없었습니다.

이에 대한 분발심에 저는 참고 문헌을 통해 인크레틴 관련제에 대한 지식을 적극적으로 습득하고자 노력했고, 전역 후에도 관련 약제 처방에 적극적이었습니다. 또한, 보험 급여가 확대되기 이전부터 인슐린을 비롯한 다양한 약제와의 조합에 많은 관심을 가지고 있었습니다.

이러한 제게 일서 '인크레틴 임팩트'의 내용은 상당히 매력적이었습니다. 복잡한 관련 이론이 알기 쉽게 정리되어 있었으며, 다양한 증례를 수록하여 임상 경험이 부족한 사람에게도 관련 경험을 충실하게 전달하도록 구성되어 있었습니다. 그 내용에 매료된 저는 부족한 실력에도 불구하고 기꺼이 번역을 진행하게 되었습니다.

한가지 특기할 사항으로, 이 책의 번역 과정에서 역자들은 단순한 번역에 만족하지 않고 한국에서 개발된 DPP-4 억제제 등 우리 현실에 필요한 내용을 보강하고자 노력했음을 알려드립니다. 완전무결한 내용은 아니겠으나, 독자에게 좀 더 충실한 내용이 전달되기 바라는 역자의 마음이 담겨 있습니다. 부디 재미있게 읽으셔서, 진료 현장에 다소나마 도움이 되실 수 있다면 좋겠습니다.

경희의대 내분비내과 이상열

Contents

I 인크레틴 임팩트
Sketch

II 인크레틴의 기초와 최신 연구
Basis

III 인크레틴 관련제와 임상
Practical clinic

3. GLP-1 수용체 작용제 사용법

I

Sketch

인크레틴 임팩트

I Sketch

인크레틴 임팩트

京都大学大学院医学研究科糖尿病・内分泌・栄養内科学

山根 俊介　稲垣 暢也

서론

　일본에서 인크레틴 관련제는 2009년 12월에 처음 발매되었다. DPP-4 저해제 시타글립틴의 최초 발매에 이어 빌다글립틴, 알로글립틴, 리나글립틴, 테네리글립틴, 아나글립틴, 삭사글립틴 등이 임상에서 사용되고 있다. GLP-1 수용체 작용제는 리라글루타이드, 엑세나타이드 및 주 1회 투여하는 엑세나타이드 지속성 주사제, 릭시세나타이드가 발매되고 있다. 일본에서 인크레틴 관련제는 이미 200만 명 이상의 당뇨병 환자가 이용하고 있으며, 인크레틴 관련제 발매에 의해 당뇨병 약물 요법 양상이 크게 바뀌었다. 여기서는 인크레틴 관련제가 당뇨병 치료에게 준 임팩트에 대해 설명한다.

1

2형 당뇨병 병태의 특성

　일본의 2011년 국민건강·영양조사에 의하면 당뇨병이 의심되는 사람이나 가능성을 부정할 수 없는 사람이 성인 인구의 27.1%로 추정되어 성인 4명 중 1명이 당뇨병이나 그 전단계이며, 특히 고령자에서 증가가 현저한 것으로 알려졌다.

　2형 당뇨병은 췌장 β세포에서 인슐린 분비 부족과 간, 근육, 지방조직에서 인슐린 작용 부족(인슐린 저항성)에 의해 발생된다. 아시아인은 구미인에 비해 인슐린 분비가 적은 유전적 소인을 가지고 있어, 구미의 당뇨병은 인슐린 저항성이 주된 요인인데 비해 아시아인의 2형 당뇨병은 인슐린 분비 장애가 주된 원인으로 생각되고 있다. 이런 2형 당뇨병의 병태에 따라 당뇨병의 약물 요법으로 설폰요소제(SU)나 인슐린 주사를 흔히 선택하였으나 저혈당이나 체중 증가 등의 문제점으로 당뇨병 환자의 치료에서 만족스럽지 못한 부분이 있었다.

2

인크레틴 관련제의 임상적 의의

(1)　인크레틴이란?(그림 1)

　포도당을 경구 투여하면 경정맥 투여에 비해 혈당 상승 정도는 같아도 훨씬 높은 인슐린 분비를 볼 수 있다. 이 현상은 경구 섭취에 의해 위장관 호르몬이 혈중으로 분비되고 췌장 β세포에 작용하여 인슐린 분비를 촉진하기 때문이다. 이런 인슐린 분비 촉진 작용을 가진 위장관 호르몬을 인크레틴이라고 부르며, 식후 인슐린 분비의 50% 이상을 담당하고 있다. 인크레틴으로는 GLP-1 (glucagon like peptide-1) 및 GIP (gastric inhibitory polypeptide)가 알려져 있다. GIP는 근위부 소장에 존재하는 K세포에서 분비되며, GLP-1은 원위부 소장과 대장에 존재하는 L세포에서 분비된다. 영양소(특히 당질·지방질) 섭취에 따라 GIP와 GLP-1가 혈중으로 분비되고 혈류를 따라 췌장 β세포에 존재하는 각각의 수용체에 결합하여 작용한다. 특히 GLP-1

은 인슐린 분비 증가 작용뿐 아니라 글루카곤 분비 억제, 위 운동·위산 분비 억제, 섭식 중추에 대한 억제 등 혈당 저하에 유리한 생리 작용을 가지고 있다. 인크레틴은 DPP-4 (dipeptidyl peptidase-4)에 의해 분해되어 몇 분 안에 활성을 잃기 때문에 당뇨병 치료제로 DPP-4 저항성 GLP-1 수용체 작용제와 DPP-4 저해제가 개발되었다.

(2) 인크레틴 관련제의 특징

종래의 당뇨병 치료제에 비해 인크레틴 관련제는 다음과 같은 특징이 있다.

① **저혈당 위험이 낮다**: SU제나 인슐린 주사에 의한 치료에서 충분한 효과를 얻기 위해 약제를 증량하면 저혈당의 위험도 높아진다. 인크레틴 관련제는 혈당치가 높을 때만 인슐린 분비가 촉진되기 때문에 단독 사용에서는 저혈당 위험이 낮다.

② **체중 증가를 일으키지 않는다**: 종래의 당뇨병 약물 요법에서는 혈당 조절에 따라 체중이 증가하는 문제가 있었으나, 인크레틴 관련제의 단독 사용에서는 체중이 크게 증가하지 않는다. SU제를 대량으로 사용하던 환자에서 DPP-4 저해제를 병용하여 SU제를 감량하면 체중 감소가 나타난다.[1] 서구의 2형 당뇨병 환자에서 GLP-1 수용체 작용제인 엑세나타이드나 리라글루타이드 장기 투여에 의한 체중

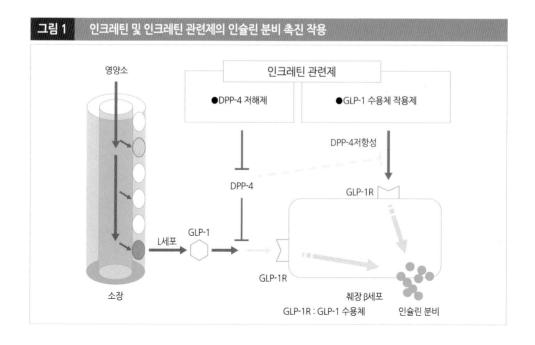

그림 1 인크레틴 및 인크레틴 관련제의 인슐린 분비 촉진 작용

감소 효과도 보고되었다.[2]

③ **글루카곤 분비를 억제한다**: 종래의 당뇨병 치료제에서 볼 수 없는 인크레틴 관련제의 작용으로 글루카곤 분비 억제가 있으며, 보다 확실한 혈당 강하가 가능해진다. 이런 작용도 혈당이 높을 때 나타난다. 이렇게 인크레틴 관련제는 종래의 치료제에 없던 다양한 작용을 가지고 있다.

④ **췌장 β세포 보호 작용 가능성**: 당뇨병의 자연 경과에 따라 인슐린을 분비하는 췌장 β세포의 양은 서서히 줄어 들어 가서 인슐린 분비능은 해마다 저하된다. 마우스, 래트 등의 실험 동물을 이용한 연구는 당뇨병 상태에서 췌장 β세포량의 감소를 인크레틴 관련제가 억제한다고 보고되었으나, 사람에서 이런 효과를 확인하기 위해서는 장기간의 경과 관찰이 필요하여 향후 연구 결과가 기대된다.

⑤ **항동맥경화·심장 보호 작용**: 인크레틴 관련제에 의해 심근경색에 대한 PCI (percutaneous coronary intervention) 후 심기능 개선 작용을 시사하는 보고가 있다.[3] 2형 당뇨병에서 평균 18개월간의 알로글립틴 투여나[4] 평균 2년간의 삭사글립틴 투여에 의해 심혈관 질환를 억제할 수 없었다는 보고가 있어[5] 인크레틴 관련제의 항동맥경화·심장 보호 작용에 대해서는 아직 명확한 근거가 없다.

⑥ **혈압·지질·소변 알부민에 대한 작용**: DPP-4 저해제나 GLP-1 수용체 작용제가 수축기 혈압, 확장기 혈압을 저하시킨다는 보고가 있다.[6] 또 인크레틴 관련제 사용으로 HDL 콜레스테롤 상승, 중성지방 감소나 소변 알부민 감소가[1] 관련된다는 보고가 있다.

(3) 인크레틴 관련제의 효과

종래의 당뇨병 치료제에 비해 인크레틴 관련제의 효과에 대한 보고는 외국에서 많지만, 아시아인에서 장기 사용에 대한 유효성 검토가 필요하다. 또 인크레틴 관련제 단독 사용의 효과뿐 아니라 기존 약제와 병용에 의한 효과도 기대된다(**표**).

a. DPP-4 저해제

2형 당뇨병 환자에서 피오글리타존에 시타글립틴 추가 투여나 글리메피리드에 시타글립틴을 추가 투여하여[7] 1년간 HbA1c, 공복 혈당 및 식후 2시간 혈당이 유의하게 개선되었다는 보고가 있었다.[8] 또 2형 당뇨병에서 알로글립틴과 보글리보스의 효

인크레틴 관련제와 병용 가능 약제(2014년 일본)

약제명	SU제	티아졸리딘디온	메트포르민	α-GI	글리니드	인슐린
시타글립틴	○	○	○	○		○
빌다글립틴	○	○	○	○	○	○
리나글립틴	○	○	○	○	○	○
알로글립틴	○	○	○	○		
테네리글립틴	○	○	○	○	○	○
아나글립틴	○	○	○	○		
삭사글립틴	○	○	○	○	○	○
리라글루타이드	○					
엑세나타이드	○	○	○			
엑세나타이드 지속성 주사제	○	○	○			
릭시세나타이드	○		○			

(각 약제의 첨부문서 참조 요망)

과를 비교한 연구에서 알로글립틴에 의해 52주 후 HbA1c의 유의한 저하가 있었고,[9) 알로글립틴의 용량 의존적 효과도 확인되었다. 알로글립틴과 보글리보스,[10) 피오글리타존,[11) 메트포르민[12) 병용에 의해 52주에 걸쳐 유의한 HbA1c의 개선 효과도 보고되었다.

SU제로 치료를 받는 2형 당뇨병 환자를 대상으로 시타글립틴 추가 투여 52주 후 HbA1c 변화에서 SU제 투여량을 줄여도 동등한 혈당 강하 작용을 나타내는 것이 확인되었다[1](**그림 2**). SU제의 상용량 이하[13] 투여에서도 시타글립틴 또는 다른 DPP-4 저해제 투여로 안전하고 비교적 효과적인 혈당 개선 효과가 있었다. 비교적 단기간의 연구로, 글리메피리드 치료에 효과가 충분하지 않은 2형 당뇨병 환자에서 DPP-4 저해제 추가 12주 후 HbA1c가 유의하게 저하되었다는 보고도 있다.[14-16] 그 외 인슐린(혼합형, 중간형, 지속형 모두에서) 치료에 효과가 불충분한 2형 당뇨병 환자에서 시타글립틴 추가 투여(16 주간)로 위약군에 비해 유의한 HbA1c 개선이 있었다.[14]

b. GLP-1 수용체 작용제

2형 당뇨병 환자에서 리라글루타이드 또는 글리벤클라미드의 효과를 52주에 걸쳐 비교한 보고에서,[17] HbA1c는 리라글루타이드군에서 1.5% 저하, 글리벤클라미드군에서 1.0% 저하되어 리라글루타이드군에서 보다 강한 혈당 강하 작용(**그림 3**)이 있었다. 또 치료 전 체중에 비해 글리벤클라미드군에서 1.0 kg가 증가하는데 비

그림 2 SU제 비감량군과 감량군의 HbA1c 변화량

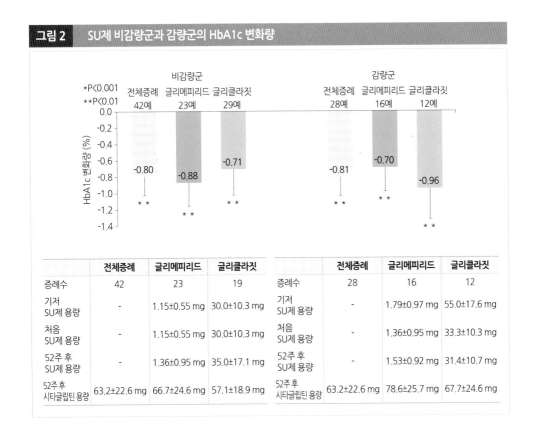

	전체증례	글리메피리드	글리클라짓		전체증례	글리메피리드	글리클라짓
증례수	42	23	19	증례수	28	16	12
기저 SU제 용량	-	1.15±0.55 mg	30.0±10.3 mg	기저 SU제 용량	-	1.79±0.97 mg	55.0±17.6 mg
처음 SU제 용량	-	1.15±0.55 mg	30.0±10.3 mg	처음 SU제 용량	-	1.36±0.95 mg	33.3±10.3 mg
52주 후 SU제 용량	-	1.36±0.95 mg	35.0±17.1 mg	52주 후 SU제 용량	-	1.53±0.92 mg	31.4±10.7 mg
52주 후 시타글립틴 용량	63.2±22.6 mg	66.7±24.6 mg	57.1±18.9 mg	52주 후 시타글립틴 용량	63.2±22.6 mg	78.6±25.7 mg	67.7±24.6 mg

해 리라글루타이드군에서는 0.8 kg 감소하여 체중 증가가 없었다. SU제 단독 또는 메트포르민, 티아졸리딘디온의 병용에도 효과가 충분하지 않은 2형 당뇨병 환자를 대상으로[18] 엑세나타이드 추가 투여에 의한 HbA1c 개선 효과가 52주에 걸쳐 유지되었다(그림 3). 또 글리메피리드, 글리클라짓 또는 글리벤클라미드로 치료 중인 2형 당뇨병 환자에게 리라글루타이드 병용이나,[19] 또 메트포르민이나 티아졸리딘디온 병용을 포함하여 SU제에 충분한 효과가 없던 2형 당뇨병 환자에서 엑세나타이드 병용으로 24주 후 HbA1c의 유의한 저하 보고가 있다.[20]

메트포르민 단독과 GLP-1 수용체 작용제의 병용 효과를 평가한 연구에서 위약에 비해 유의한 혈당 개선 효과가 있었다.[21] 2형 당뇨병에서 GLP-1 수용체 작용제와 인슐린의 병용 효과를 연구로 다기관 전향적 무작위 연구 결과에 의하면, 글라진 및 메트포르민(또는 피오글리타존) 치료에 효과가 불충분한 2형 환자에 엑세나타이드 추가 투여(30주간)로 위약 추가군에 비해 엑세나타이드 추가군에서 HbA1c, 식후 혈당의 개선이 있었다.[22] DPP-4 저해제·GLP-1 수용체 작용제는 현재 1형 당뇨병의 치료에는 사용되지 않고 있다.

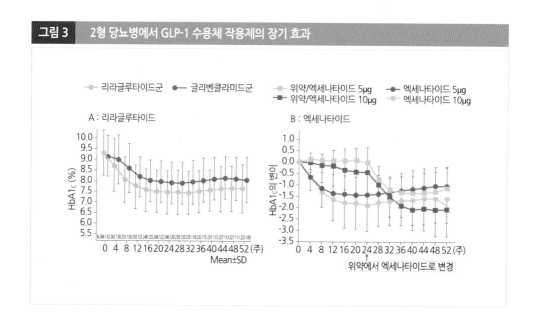

그림 3　2형 당뇨병에서 GLP-1 수용체 작용제의 장기 효과

(4)　인크레틴 관련제의 안전성과 사용에 대한 주의점

인크레틴 관련제의 사용에 의한 식욕 저하나 메스꺼움은 비교적 빈도가 높은 부작용이다. 그밖에도 다음 병태에 주의가 필요하며 신중한 경과 관찰이 필요하다.

a.　중증 저혈당

DPP-4 저해제에 일정량 이상의 SU제 병용으로 중증 저혈당, 의식 장애를 일으킨 증례가 보고되었다.[23] DPP-4 저해제를 시작하면 SU제 용량 조절이 필요하다. GLP-1 수용체 작용제는 투여 시작 및 증량 시에 저혈당 위험이 있으므로 투여 초기에 빈번한 외래 진료가 권고된다.

b.　고혈당·당뇨병 케토산증

리라글루타이드 발매 후 약 4개월 동안에 인슐린 요법을 중지하고 리라글루타이드로 전환한 증례 중 4예에서 당뇨병 케토산증이 보고되었으며 그 중 2예는 사망하였다. GLP-1 수용체 작용제는 주사약이지만 어디까지나 인슐린 분비 촉진제이며 인슐린 대체는 되지 않는다. 인슐린으로 치료 중인 환자에서 비록 2형 당뇨병이라고 생각되는 증례에도 환자가 인슐린 의존 상태에 있는지 아니면 비의존 상태에 있는지 신중하게 평가하여 이런 제제 사용 여부를 판단하는 등 사용에 주의가 필요하다. DPP-4 저해제나 GLP-1 수용체 작용제는 1형 당뇨병의 인슐린 의존 상태에서는 사용되지 않는다.

c.　급성 췌장염

엑세나타이드 투여 환자 및 시타글립틴 투여 환자에서 췌장염 보고가 있어 미국 FDA의 경고가 있었다. 일본에서도 엑세나타이드, 리라글루타이드, 시타글립틴, 빌다글립틴, 알로글립틴 사용 환자에서 급성 췌장염 발생이 보고되었다. 인크레틴 관련제와 급성 췌장염과의 관련성은 아직 명확하지 않지만 중증 병태이므로 사용에 항상 주의가 필요하다.

d.　악성 종양

설치류에서 엑세나타이드, 시타글립틴 투여에 의한 췌장관 증식이 보고되었다.[24]

2형 당뇨병 환자 부검 예의 보고에서 인크레틴 관련제를 사용한 환자에서 외분비세포의 증식, 이형성 및 α세포 과형성이 있었다. 제한된 증례 보고이므로 충분한 근거가 있다고 보기 어렵지만 장기 사용에 의해 췌장암, 췌장 내분비 종양 위험을 증가시킬 가능성이 있어 주의 깊은 검토가 필요하다.

GLP-1 수용체 작동제에 의한 설치류에서 갑상선 방여포세포의 증식, 갑상선 수질암의 마커인 혈중 칼시토닌 상승 보고가 있으나 사람에서는 보고가 없다.

(5) 인크레틴 관련제의 자리매김

이상과 같이 인크레틴 관련제는 단독 사용으로 저혈당 위험이 낮아 고령자에게도 사용하기 쉽다는 점, 체중 증가를 일으키지 않기 때문에 비만한 증례에도 사용하기 쉽다는 점 등의 이점을 많은 임상의가 실감하고 있다. 또 아시아인에서 구미인과 같은 양의 인크레틴 관련제 사용시 보다 큰 혈당 강하 작용이 있다고 생각되며, 동맥경화 등 당뇨병 합병증 억제 작용을 가질 가능성이 있어 당뇨병 환자에서 1차 선택제의 하나가 될 수 있다.

인크레틴 관련제는 단독으로 사용할 뿐 아니라 다른 경구 혈당강하제나 인슐린 주사와 병용이 가능하다. 종래의 치료가 충분한 효과를 얻지 못한 경우 인크레틴 관련제 단독 사용으로 변경하기 보다 종래의 당뇨병 치료제와 병용하는 것이 효과적인 증례도 많다. 예를 들어 종래의 혈당 강하제와 병용하여 인슐린을 중지할 수 없던 증례도 SU제와 DPP-4 저해제의 병용으로 인슐린 이탈이 가능해지는 경우도 있다. 또 메트포르민이나 α-글루코시다제 저해제 등 저혈당을 잘 일으키지 않는 약제와의 병용도 효과적이다. 인크레틴 관련제의 등장으로 당뇨병 치료제 선택이 증가하여 보다 다양한 조합이 가능해졌지만 연령이나 합병증 등 각 증례에 적합한 처방을 선택해야 한다.

(6) 향후 과제

인크레틴 관련제는 기존 당뇨병 치료제와 다른 작용 기전으로 혈당을 내리므로 종래의 약제로 치료가 어려웠던 증례에서도 효과를 나타내는 경우가 많아 당뇨병 치료에게 준 임팩트가 크다. 그러나 인크레틴 관련제로 충분한 치료 효과를 얻을 수 없는 증례도 종종 경험하며, 인슐린 분비능이나 BMI로 효과를 예측하기 어렵다. 인크레틴 관련제의 효과에 개인차가 있는 이유는 아직 명확하지 않다. 또 GLP-1 수용체 작용제에서 급성기 내성(tachyphylaxis)이 알려졌으며,[25] 엑세나타이드와 리라글루타이드에 혈중 농도 상승 패턴이 달라 내성 획득에 차이가 있을 것으로 예상된다. 또한 주 1회 투여 가능한 지속성 GLP-1 수용체 작용제가 개발되었으나, 지속적 인크레틴 신호 증가가 생체에 미치는 영향이 충분히 밝혀지지 않아 주의가 필요하다. 아직 인크레틴 관련제의 장기 사용에 대한 유효성과 안전성이 확인되지 않아 치료 시 주의 깊은 경과 관찰이 필요하다. 향후 임상에서 지속적인 사용 경험이 축적되어야 한다.

문헌

1) Harashima S, Ogura M, Tanaka D, et al. Sitagliptin add-on to low dosage sulphonylureas : efficacy and safety of combination therapy on glycaemic control and insulin secretion capacity in type 2 diabetes. Int J Clin Pract 2012 ; 66 : 465-476.

2) Garber A, Henry R, Ratner R. Liraglutide versus glimepiride monotherapy for type 2 diabetes (LEAD-3 Mono): a randomised, 52-week, phase Ⅲ, double-blind, parallel-treatment trial. Lancet 2009 ; 7 : 473-481.

3) Lønborg J, Vejlstrup N, Kelbæk H, et al. Exenatide reduces reperfusion injury in patients with ST-segment elevation myocardial infarction. Eur Heart J 2012 ; 33 : 1491-1499.

4) White WB, Cannon CP, Heller SR, et al. Alogliptin after Acute Coronary Syndrome in Patients with Type 2 Diabetes. N Engl J Med. [Epub ahead of print]2013.

5) Scirica BM, Bhatt DL, Braunwald E, et al. Saxagliptin and Cardiovascular Outcomes in Patients with Type 2 Diabetes Mellitus. N Engl J Med. [Epub ahead of print]2013.

6) Yang W, Chen L, Ji Q, et al. Liraglutide provides similar glycemic control as glimepiride(both in combination with metformin)and reduces body weight and systolic blood pressure in Asian population with type 2 diabetes from China, South Korea and India : a 16-week, randomized, double-blind, active control trial. Diabetes Obes Metab 2011 ; 13 : 81-88.

7) Kashiwagi A, Kadowaki T, Tajima N, et al. Sitagliptin added to treatment with ongoing pioglitazone for up to 52 weeks improves glycemic control in Japanese patients with type 2 diabetes. J Diabetes Invest 2011 ; 2 : 381-390.

8) Tajima N, Kadowaki T, Odawara M, et al. Addition of sitagliptin to ongoing glimepiride therapy in Japanese patients with type 2 diabetes over 52 weeks leads to improved glycemic control. Diabetology International 2011 ; 2 : 32-44.

9) Seino Y, Fujita T, Hiroi S, et al. Efficacy and safety of alogliptin in Japanese patients with type 2 diabetes mellitus: a randomized, double-blind, dose-ranging comparison with placebo, followed by a long-term extension study. Curr Med Res Opin 2011 ; 27 : 1781-1792.

10) Seino Y, Fujita T, Hiroi S, et al. Alogliptin plus voglibose in Japanese patients with type 2 diabetes: a randomized, double-blind, placebo-controlled trial with an open-label, long-term extension. Curr Med Res Opin 2011 ; 27(Suppl 3): 21-29.

11) Kaku K, Itayasu T, Hiroi S, et al. Efficacy and safety of alogliptin added to pioglitazone in Japanese patients with type 2 diabetes: a randomized, double-blind, placebo-controlled trial with an open-label long-term extension study. Diabetes Obes Metab 2011 ; 13 : 1028-1035.

12) Seino Y, Miyata Y, Hiroi S, et al. Efficacy and safety of alogliptin added to metformin in Japanese patients with type 2 diabetes: a randomized, double-blind, placebo-controlled trial with an open-label, long-term extension study. Diabetes Obes Metab 2012 ; 14 : 927-936.

13) 日本糖尿病学会. インクレチン(GLP-1受容体作動薬とDPP-4阻害薬)の適正使用に関する委員会. 〈http://www.jds.or.jp/jds_or_jp0/uploads/photos/62〉

14) ジャヌビア錠医薬品インタビューフォーム. 2013年8月改訂, p26-28.

15) Kikuchi M, Haneda M, Koya D, et al. Efficacy and tolerability of vildagliptin as an add-on to glimepride in Japanese patients with Type 2 diabetes mellitus. Diabetes Res Clin Prac 2010 ; 89 : 216-223.

16) アログリプチン医薬品インタビューフォーム. 2013年8月改訂, p18.

17) Kaku K, Rasmussen MF, Nishida T, et al. Fifty-two-week, randomized, multicenter trial to compare the safety and efficacy of the novel glucagon-like peptide-1 analog liraglutide vs glibenclamide in patients with type 2 diabetes. J Diabetes Invest 2011 ; 2 : 441-447.

18) Inagaki N, Ueki K, Yamamura A, et al. Long-term safety and efficacy of exenatide twice daily in Japanese patients with suboptimally controlled type 2 diabetes. J Diabetes Invest 2011 ; 2 : 448-456.

19) Kaku K, Rasmussen MF, Clauson P, et al. Improved glycaemic control with minimal hypoglycaemia and no weight change with the once-daily human glucagon-like peptide-1 analogue liraglutide as add-on to sulphonylurea in Japanese patients with type 2 diabetes. Diabetes Obes Metab 2010 ; 12 : 341-347.

20) エキセナチド医薬品インタビューフォーム. 2013年4月改訂, p18-27.

21) Robles GI, Singh-Franco D. A review of exenatide as adjunctive therapy in patients with type 2 diabetes. Drug Des Devel Ther 2009 ; 3 : 219-240.

22) Narita T, Katsuura Y, Sato T, et al. Miglitol induces prolonged and enhanced glucagon-like peptide-1 and reduced gastric inhibitory polypeptide responses after ingestion of a mixed meal in Japanese Type 2 diabetic patients. Diabet Med 2009 ; 26 : 187-188.

23) Buse JB, Bergenstal RM, Glass LC, et al. Use of twice-daily exenatide in Basal insulin-treated patients with type 2 diabetes: a randomized, controlled trial. Ann Intern Med 2011 ; 154 : 103-112.

24) 岩倉敏夫, 藤本寛太, 田原裕美子 他. シタグリプチンをグリメピリドに追加投与し3日後に重症低血糖症を起こした2型糖尿病の1例. 糖尿病 2010 ; 53 : 505-508.

25) Butler AE, Campbell-Thompson M, Gurlo T, et al. Marked expansion of exocrine and endocrine pancreas with incretin therapy in humans with increased exocrine pancreas dysplasia and the potential for glucagon-producing neuroendocrine tumors. Diabetes 2013 ; 62 : 2595-2604.

26) Nauck MA, Kemmeries G, Holst JJ, et al. Rapid tachyphylaxis of the glucagon-like peptide 1-induced deceleration of gastric emptying in humans. Diabetes 2011 ; 60 : 1561-1565.

II

Basis

인크레틴의 기초와 최신 연구

II Basis

인크레틴의 기초와 최신 연구

秋田大学大学院医学系研究科内分泌・代謝・老年内科学
清水 辰徳　清水 尚子　山田 祐一郎

서론

생활 습관의 서구화에 따라 비만·당뇨병 환자가 증가하고 있다. 특히 아시아인은 서구인에 비해 인슐린 분비능이 낮으므로 인슐린 분비 촉진 기전이 있는 인크레틴 관련제는 당뇨병 치료제 선택을 크게 넓혔다. 게다가 인크레틴은 혈당 관리 이외에도 췌장에 대한 작용이나 췌장 외 장기 조직에 직접 또는 간접 작용을 갖고 있어 당뇨병 치료뿐 아니라 다른 병태의 개선에 도움이 될 가능성이 있다. 인크레틴이 이와 같이 다양한 작용을 가지고 있는 것이 얼핏 신기하게 생각되지만, 위장관은 외부와 생체의 접점이며, 식사라고 하는 외부의 정보를 위장관 호르몬의 형태로 생체 내부로 정보화한다는 관점에서 생각하면 인크레틴이 많은 장기에 다양한 작용을 가지는 것을 이해할 수 있다. 여기서는 인크레틴의 분비·대사의 기전과, 인크레틴의 췌장에 대한 작용 및 췌장 외 작용에 대해 설명한다.

1

인크레틴의 분비와 대사

(1) GIP의 분비와 대사

a. **GIP의 분비**

GIP는 장의 내분비 세포인 K세포에서 생산·분비되며, 중추신경계나 췌장 α세포에서의 생산·분비도 보고되어 있다. K세포는 주로 십이지장과 상부 공장에 존재하나**(그림 1)**, 일부는 하부 소장에도 존재한다. K세포는 소장 점막 기저막에 위치하는 개방형 내분비 세포로 분류되며, 항아리 모양이거나 방추형, 삼각형으로 되어 있다. 세포의 머리 부분은 소장 관강쪽을 향하고 있으며 미세융모로 덮여 관강의 영양소를 감지한다. 위장관의 폐쇄형 내분비 세포의 대표는 그렐린 생산 세포이며, 위점막에 매몰된 형태로 존재하여 관강에 접촉하지 않고, 위의 기계적 자극이나 방분비(paracrine) 인자의 자극을 받는다.

GIP는 포도당의 경구 섭취에 의해 분비되며 경정맥 투여시 분비되지 않는다. 즉 장의 내분비 세포에 관강쪽의 영양소가 인크레틴 분비에 중요하다는 것을 나타내며, 장의 내분비 세포가 관강쪽으로 미세융모를 가진 세포 돌기를 내고 있는 것으로 짐작할 수 있다**(그림 2)**.

장의 내분비 세포는 어떻게 포도당을 감지하는 것일까? K세포나 L세포가 포도당을 감지하는 기전으로, 내분비 세포의 세포막에서 감지할 가능성과 내분비 세포의

그림 1 **GIP· GLP-1의 분비, 대사, 배설**

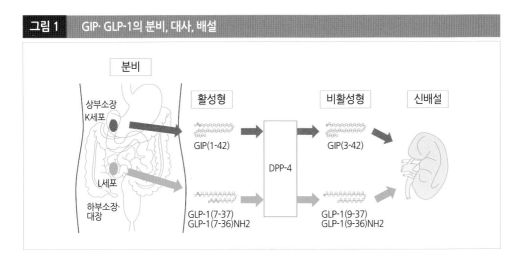

포도당 유입과 대사에 의한 감지 가능성을 생각할 수 있다. 세포막에서 감지하는 분자의 후보로 생각할 수 있는 것은 감미 수용체이며, 혀의 미뢰 뿐 아니라 장의 관강 쪽 세포막에도 존재한다.[1] 감미 수용체의 관여에 대해 감미료 섭취에 의한 인크레틴 분비가 연구되었다. 현재 감미료 섭취에 의한 인크레틴 분비를 지지하는 논문과 부정하는 논문이 있으나, 최근에는 부정적 논문이 많다.[2] 포도당 유입에 관여하는 인자로 SGLT-1 (sodium/glucose cotransporter 1)이 있다. 마우스 대장에서 유래한 GLP-1 생산 세포주인 GLUTag 세포에서, SGLT 1 활성화로 Na⁺가 세포 내로 유입되면 세포막 탈분극 후 GLP-1 분비가 일어난다.[3] 반대로 SGLT-1 녹아웃 마우스는 포도당에 대한 GIP나 GLP-1 분비 반응을 볼 수 없어[4] SGLT-1을 통한 포도당 유입이 인크레틴 분비에 중요한 것으로 생각된다. 포도당 대사를 통한 경로로는 마우스의 K세포와 L세포에 글루코키나제와 ATP 감수성 칼륨(K_{ATP}) 채널의 서브유니트인 Kir6.2와 SUR1이 발현되고 있으므로,[5] 포도당 유입 후 글루코키나제에 의해 대사

그림 2　　K세포·L 세포에서 분비 모델

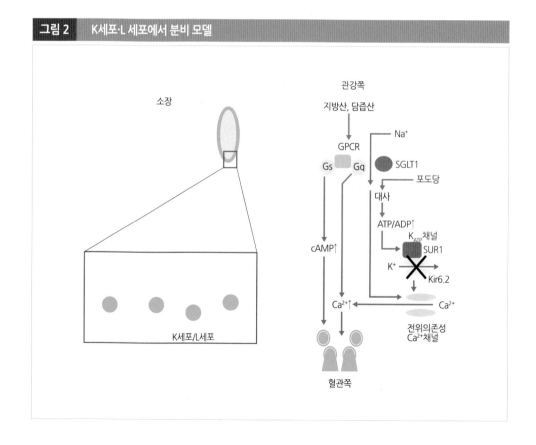

되어 생산된 ATP에 의한 K_{ATP} 채널 폐쇄에 의한 GIP와 GLP-1 분비 자극 가능성을 생각할 수 있다(그림 2). 실제로 초대 배양 K세포나 L세포에 SU제 투여에 의해 GIP나 GLP-1이 분비되나, Kir6.2 결손 마우스에서도 포도당 반응성 GIP나 GLP-1 분비 능은 유지되므로[5), 6)] K세포와 L세포에서 포도당 대사에 의한 GIP와 GLP-1 분비는 주요 경로가 아니라고 생각할 수 있다.

지방질이나 단백질에 대한 GIP 분비 촉진도 알려져 있다. 특히 지방질은 GIP 분비를 강력하고 지속적으로 촉진한다.[7)] 지방질이 이런 효과를 나타내기 위해서는 유리 지방산으로 분해되어야 하며,[8)] K세포와 L세포에 발현되고 있는 GPR40, GPR120 등의 장쇄 유리지방산 수용체를 통해 GIP나 GLP-1 분비에 관여한다. GPR40는 췌장 β세포에서도 발현되며, GPR40가 활성화되면 포도당 의존성으로 인슐린 분비가 촉진된다.[9)] 이런 사실에서 GPR40에 대한 선택적 작용제 개발이 진행되고 있으며, 인크레틴 분비 촉진 작용과 췌장 β세포에서 포도당 의존성 인슐린 분비 촉진 작용을 가진 약제로 기대되고 있다. GPR120은 녹아웃 마우스 연구나 비만 환자의 유전자 분석을 통해 그 변이가 식사 유발성 비만을 일으키는 것으로 보고되었다.[10)]

단백질이나 그 분해 산물의 GIP와 GLP-1 분비 촉진 작용은 지방질보다 약하지만, 단백질 가수분해물이나 펩톤의 자극으로 세포막 탈분극을 일으켜 GIP나 GLP-1을 분비한다.[11), 12)] 한편 지방질과 단백질의 GIP 분비 효과에 대해, GIP 조기 분비는 단백질 섭취에서 보다 강하고, 그 다음에는 단백질과 지방질이 비슷하다는 보고도 있다.[13)]

이상의 소견에서 GIP 분비에는 영양소의 위장관 통과가 필요하며, 영양소 종류에 따라 분비 촉진능에 차이가 있고, 위장관에 영양소가 물리적으로 존재하는 것만으로는 GIP 분비가 촉진되지 않는 것을 알 수 있다. 영양소 흡수는 중요하며, 흡수 불량 상태나 α-글루코시다제 저해제 등의 약제에 의한 장관의 흡수 억제 상태에서 GIP 분비 저하가 나타난다(그림 3).

K세포에서 분비되는 활성형 GIP는 42개의 아미노산으로 구성되나 췌장 α세포에서 분비되는 GIP는 짧은 30개의 아미노산으로 구성되어 있다.[14)] 그러나 short form GIP도 췌장 β세포에 대한 인슐린 분비 촉진 작용을 가진다. K세포와 α세포가 분비하는 GIP의 차이는 프로호르몬인 proGIP의 절단에 사용되는 효소의 차이에 의하며, 전자는 prohormone convertase 1/3 (PC 1/3)이고 후자는 PC2로 생각되고 있다.[14)]

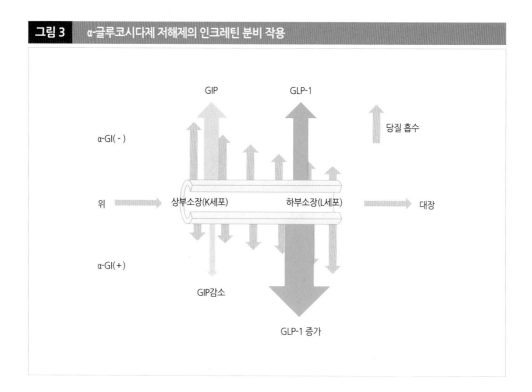

그림 3 α-글루코시다제 저해제의 인크레틴 분비 작용

b. GIP의 대사

활성형 GIP는 DPP-4에 의해 2번째 아미노산과 3번째 아미노산 사이의 결합이 절단되어 불활성형 GIP가 된다. 활성형 GIP의 혈중 반감기는 정상인에서 약 7분, 비만한 2형 당뇨병 환자에서 약 5분이라고 보고되었다.[15] 활성형 GIP의 혈중농도는 정상인과 2형 당뇨병 환자에서 거의 차이가 없다. 불활성형 GIP의 배설은 주로 신장을 통해 일어난다고 생각되며, 만성 신기능 장애 환자에서 정상인과 비교하여 활성형 GIP의 혈중 농도에는 차이가 없지만 불활성형 GIP의 혈중 농도는 유의하게 높다.[16] *in vitro* 또는 설치류를 이용한 실험에서 약리학적으로 고농도의 불활성형 GIP는 활성형 GIP의 수용체 결합을 약간 저해하지만, 생리적 농도에서 불활성형 GIP의 저해 작용은 없다.[17]

c. 2형 당뇨병 환자의 GIP 분비

2형 당뇨병 환자와 정상인에서 식사 부하 후 GIP 분비를 비교한 연구가 많으며, 2형 당뇨병 환자에서 상승, 불변, 저하 등 다양한 양상이 보고되었다.[18]-[20] 이것은 대

상이 된 2형 당뇨병 환자의 배경(중증도, 약제 복용 유무, BMI 등), 부하 방법(식사량이나 내용), 측정법 등의 차이에 의한 것으로 일치된 결론을 얻지 못하고 있다. 많은 의견을 정리하면 2형 당뇨병 환자와 정상인에서 큰 차이는 없다고 생각된다.

그러나 2형 당뇨병 환자에서 GIP 투여에 의한 인슐린 분비 촉진 작용 저하가 보고되어 있다. 즉 2형 당뇨병 환자에 GIP, GLP-1을 투여하여 인슐린 분비를 측정한 결과, GLP-1 투여에 대한 인슐린 분비는 비교적 유지되었으나 GIP 투여에 대한 인슐린 분비는 감소되었다.[21] 그 원인은 명확하지 않지만, 고혈당 상태에서 GIP 수용체 발현 저하와 고혈당 상태 개선으로 GIP에 대한 인슐린 분비 반응 회복이 보고 되어[22] GIP 작용 부족(GIP 저항성)이 당뇨병 진행에 관여할 가능성이 있다.

(2) GLP-1의 분비와 대사

a. GLP-1의 분비

GLP-1은 주로 회장과 결장에 분포하는 내분비 세포인 L세포에서 생산·분비된다 (그림 1). 그 밖에도 중추신경의 연수 고속핵에 GLP-1 생산 뉴런이 존재하며 중추신경계에 GLP-1 함유 신경섬유를 광범위하게 투사하여 미주신경 운동핵, 시상, 시상하부의 실방핵, 시색상궁, 궁상핵, 배내측핵 등에 보내고, 이런 부위에서 GLP-1 수용체 발현이 증명되어 있다. 또한 GLP-1은 사람의 췌장 α세포에서 발현하며,[23] 운동에 의한 IL-6 상승이나 IL-6 투여에 의한 내당능과 인슐린 분비 개선은 IL-6가 췌장 α세포의 프로글루카곤과 PC 1/3 발현을 증가시켜 α세포에서 GLP-1 생산을 증가시키기 때문이라는 보고가 있다.[24]

L세포는 K세포와 같은 개방형 내분비 세포이며 장관의 관강쪽을 향한 두정부에서 영양소를 감지하는 것으로 생각된다(그림 2).

GLP-1는 섭식 후 15~30분에 최초의 혈중 농도 피크가 있으며, 90~120분 후에 완만한 2차 피크가 있다.[25] L세포는 입에서부터 소장 원위부에까지 많이 존재하는 것으로 미루어 생각하면 식후 조기 GLP-1 분비 반응은 영양소 감지만으로는 설명되지 않는다. 즉 영양소에 의한 직접 자극 이외의 분비 촉진 인자의 존재를 생각할 수 있다. L세포는 장의 신경이나 모세혈관에 매우 근접하여 존재하고 있어 혈액의 신호나 신경성 신호에 반응할 수 있다고 생각된다. 실제로 설치류에서 GIP 투여에 의한 L세포에서 GLP-1 분비가 *in vivo*에서 알려졌으나,[26] 사람에서는 GIP

에 대한 반응이 없어 다른 호르몬이 이 기능을 담당할 가능성이 있다. 신경성 자극으로는 미주신경을 절단하면 분비 반응이 소실되므로, GLP-1 분비가 섭식을 감지한 중추신경의 입력으로 일어날 가능성도 제시되었다**(그림 4)**.[27] 따라서 L세포에서 GLP-1 분비를 촉진하는 인자로, ① 호르몬, ② 신경을 통한 경로, ③ 영양소와 위장관의 상호작용, ④ 영양소의 위장관 흡수 등을 생각할 수 있으며 어느 인자가 주된 자극인지 아직 명확하지 않다.

L세포에서 GLP-1을 분비시키는 약제가 있다. α-글루코시다제 저해제나 메트포르민 등의 당뇨병 치료제는 L세포에서 GLP-1 분비를 증가시킨다. α-글루코시다제 저해제 투여에 의해 상부 위장관에서 흡수되지 않은 당질이 하부 위장관에 도달하면 이곳에 많은 L세포에서 GLP-1 분비가 촉진된다**(그림 3)**. 메트포르민은 L세포에서 GLP-1 분비를 촉진하나 GIP 분비는 자극하지 않는다.[28], [29] 메트포르민에 의한 GLP-1 분비 촉진 기전은 L세포에 대한 직접 작용은 아니라고 생각되나 자세한 기전은 명확하지 않다.

그 밖에 GLP-1 분비가 촉진되는 상황으로, 위절제 후 장의 재건이나 비만 치료 목적으로 시행되는 RYGB (Roux-en-Y gastric bypass)를 들 수 있다. RYGB 후 GLP-1 분비 증가는 잘 알려져 있으나, 이것이 L세포가 많은 회장의 영양소 유입에 의한 것

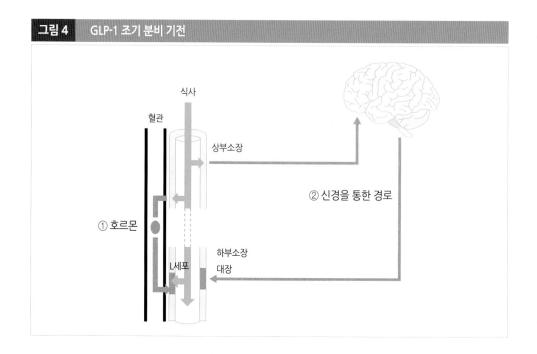

그림 4   GLP-1 조기 분비 기전

인지, 또는 다른 인자가 관여하는지 불명하다. RYGB는 비만 치료에 유효할 뿐 아니라 당뇨병 치료 효과도 있어 주목된다.

b.   GLP-1의 대사

활성형 GLP-1의 혈중 농도는 공복시에 약 1 pmol/L이며, 경구 당부하 20~30분에 최대 7~9 pmol/L로 상승한다. 활성형 GLP-1의 반감기는 약 1~2분이며, DPP-4에 의해 불활성형 GLP-1이 된다. 만성 신기능 장애 환자에서 불활성형 GLP-1의 혈중 농도 상승이 있으나, 활성형 GLP-1의 혈중 농도는 정상인과 차이가 없어[16] 신장은 불활성형 GLP-1 배설에 중요한 역할을 한다고 생각된다**(그림 1).**

c.   2형 당뇨병 환자와 GLP-1의 분비

2형 당뇨병 환자에서 인크레틴 작용 부족의 원인으로 GIP 저항성과 GLP-1 분비 부전이 제시되었다. GIP 저항성은 아직 인크레틴 작용 부족의 주된 요인으로 생각되고 있으나 GLP-1 분비 감소는 없다는 보고가 있다. 최근 일본인 2형 당뇨병 환자에서도 혈중 GLP-1 농도는 정상인과 다르지 않다는 보고가 있다.[30]

2

인크레틴의 췌장에 대한 작용

(1)   췌도의 구성과 해부학적 구조

췌도는 α세포, β세포, δ세포부터 구성되어 각각 글루카곤, 인슐린, 소마토스타틴을 분비하고 있다. 인크레틴은 β세포에 작용하여 인슐린 분비를 촉진하는 인자로 생각되었으나, 췌장 α세포와 δ세포에도 직접 또는 간접적으로 작용한다고 생각되고 있어 췌도 내 상호작용을 조절하는 것으로 추정된다.

마우스와 설치류의 췌도 구조는 중심부에 β세포가 위치하고, 주변부를 α세포와 비β세포가 둘러싸고 있는 해부학적 구조를 나타내고 있다. 췌도내 혈액의 미세 순환은 췌도 중심부에서 주변부로 향한다, 즉 β세포 영역에서 비β세포 영역으로 환류되고 있다. 이렇게 췌장 β세포의 분비물이 하류의 비β세포에 측분비 작용으로 영향을 주는 것이 예상된다. 그러나 사람의 췌도에서는 이런 해부학적 특징이 없으며, 췌도 내부에도 비β세포가 존재한다는 보고가 있다(**그림 5**).[31] 이렇게 사람에서는 췌도의 미세순환이 없다는 설명도 있으나 사람의 췌도가 설치류와 같은 구조를 가진 소형 췌도가 집합하여 하나의 췌도를 만든다는 보고도 있다. 집합된 후에도 β세포와 비β세포 사이의 혈류가 유지되고 있어 사람에서도 비β세포는 기능적으로는 췌도 주변부에 위치한다고 말할 수 있다.[32]

(2) 췌도의 GIP 수용체와 GLP-1 수용체의 발현

췌도 β세포에 GIP 수용체와 GLP-1 수용체의 발현이 많은 연구에서 확인되었다. α세포의 GIP수용체 발현은 설치류에서 확인되었으며, 사람에서의 보고는 많지 않지만 발현되고 있다고 생각해도 좋다. 그러나 GLP-1 수용체는 일치된 결과가 없으며, 플로사이토메트리를 이용하여 설치류 α세포에서 GLP-1 수용체 mRNA가 검출

그림 5 마우스와 사람의 췌도

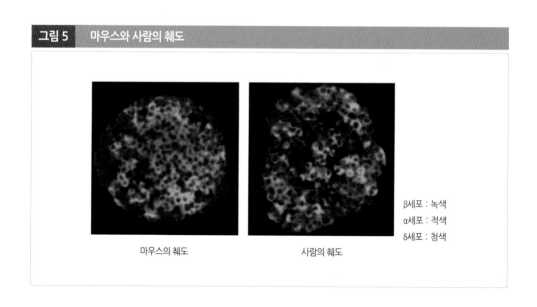

β세포 : 녹색
α세포 : 적색
δ세포 : 청색

마우스의 췌도　　　　　사람의 췌도

되지 않았다는 보고와[31] 래트와 마우스의 α세포에서 GLP-1 수용체가 검출되지 않았다는 보고가 있어 많은 연구 결과가 발현되지 않거나 일부 세포에만 발현하고 있음을 지지하고 있다. δ세포에서 GIP 수용체와 GLP-1 수용체 발현에 대해 GIP 수용체에 대한 보고는 없으나 GLP-1 수용체는 *in situ* hybridization를 이용하여 발현이 없다고 하였다.[33] 그러나 일치된 견해는 없다(**그림 6, 7**).

(3) 인크레틴의 β세포에 대한 작용

a. **인슐린 분비 촉진 작용**

혈당 의존성은 GIP와 GLP-1의 β세포에 대한 인슐린 분비 촉진 작용의 큰 특징이다. 즉 저혈당 상태에서는 인슐린 분비를 촉진하지 않고, 혈당이 높을 때만 촉진 작용을 나타낸다. 또, GIP 수용체 결손 마우스와 GLP-1 수용체 결손 마우스에서 각각 섭식 후 인슐린 분비가 저하되었으며, GIP 수용체와 GLP-1 수용체 모두를 결손한

그림 6 **GIP의 췌도세포에 대한 작용**

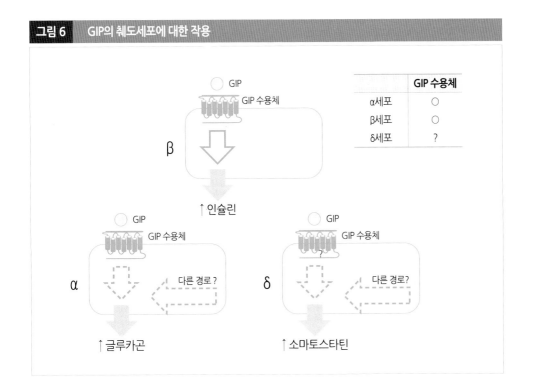

	GIP 수용체
α세포	○
β세포	○
δ세포	?

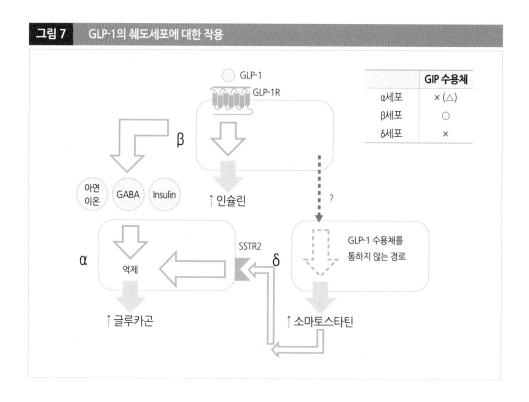

그림 7 GLP-1의 췌도세포에 대한 작용

	GIP 수용체
α세포	×(△)
β세포	○
δ세포	×

마우스에서 인슐린 분비가 더욱 저하되므로 GIP와 GLP-1의 췌장 β세포에 대한 인슐린 분비 촉진 작용은 상가적으로 생각된다.[34]

GIP와 GLP-1이 혈당 의존성으로 인슐린 분비를 촉진하는 기전은 췌장 β세포의 인슐린 분비 기전을 통한 경로와 증폭 경로의 2종류로 설명되고 있다. 혈중 포도당 농도 증가에 의한 인슐린 분비 경로는 다음과 같은 과정이다.

① 췌장 β세포 내 포도당 유입.   ② 포도당 대사에 의한 ATP 생산.

③ 췌장 β세포막의 K_{ATP} 채널 폐쇄.   ④ 그에 의한 세포막의 탈분극.

⑤ 전위 의존성 칼슘 채널이 열려 세포 내 칼슘 농도 상승으로 인슐린 과립의 방출.

SU제나 글리나이드는 ③의 작용을 가진 약제이므로 저혈당에서도 인슐린 분비가 촉진된다. 한편 GIP와 GLP-1의 인슐린 분비 촉진 작용은 포도당 의존성 경로를 증폭하여 작용을 나타낸다(증폭 경로). 따라서 저혈당에서 인슐린 분비 경로가 작동되지 않으면 증폭 대상이 없어 인슐린 분비는 촉진되지 않는다.

활성형 GIP와 활성형 GLP-1은 각각 β세포 막에 존재하는 7회 막관통형 G 단백 공역 수용체(GIP 수용체와 GLP-1 수용체)에 결합한다. 그러면 3량체 G단백의 α 서브유니트를 통해 아데닐시크라제가 활성화 되어 세포 내 cAMP 농도가 상승한다. 세포 내 cAMP 농도가 상승되면 PKA (protein kinase A)가 활성화 되며, 인슐린 분비 촉진 작용에는 이 PKA 의존성 경로와 비의존성의 경로가 있다(**그림 8**).

단백질의 인산화는 그 특성을 크게 변화시키며, PKA는 췌장 β세포의 여러 단백질의 인산화에 의해 인슐린 분비를 증가시킨다. 그 중 하나가 전위의존성 칼슘 채널이며, 인산화에 의해 세포 밖에서 칼슘 유입이 증가되어 결과적으로 인슐린 방출이 촉진된다. 또한 PKA는 ATP 감수성 칼륨 채널을 구성하는 KIR6.2와 SUR1을 각각 인산화하여 인슐린 분비를 촉진하는 것도 보고되었다.[35]

PKA 비의존성 인슐린 분비 촉진 작용에는 Epac2 (exchange protein activated by cAMP)가 관여한다. Epac2에 글리크라짓 이외의 SU제가 결합하여 인슐린 분비를 일으키는 것이 알려졌으며, 최근 인크레틴과 SU제의 공통 타겟 분자로 주목을 끌고 있다.[36] Epac2는 cAMP의 비존재시 활성이 저해되어 있으나, 인크레틴이 수용체에 결합하여 아데닐시크라제가 활성화 되면 세포 내 cAMP 농도가 상승하고, cAMP가 Epac2에 결합하면 Epac2 활성 부위 노출로 small G 단백 Rap 1 (Ras-related protein 1)을 활성형으로 변환시킨다. Rap 1은 분비 과립에 존재하여 세포막과 인슐린 분비 과립의 융합을 조절하고 있는 것으로 생각되고 있다(**그림 8**).

그림 8   **GIP·GLP-1의 인슐린 분비 촉진 작용**

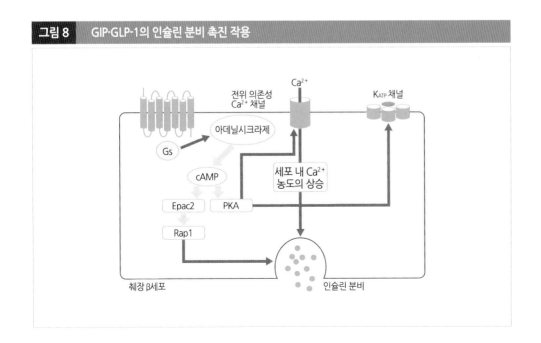

β세포 보호 작용

당뇨병의 기본 병태는 췌장 β세포의 인슐린 분비 저하 및 말초 조직의 인슐린 저항성 증가이다. 인슐린 분비능 저하의 원인은 1형 당뇨병에서는 자가면역 기전에 의한 β세포 파괴와 감소이며, 2형 당뇨병에서는 초기에 인슐린 저항성에 대한 인슐린 요구에 대응하도록 췌도의 비대나 β세포 증가가 있으나 병태의 진행에 따라 보상 기전의 파탄으로 저하되는 진행성 췌장 β세포 기능 저하이다. 이런 β세포 기능 감소는 2형 당뇨병 발병 전부터 존재하여 2형 당뇨병으로 진단된 시점에 췌장 β세포 기능은 이미 50% 정도라고 보고되었다. 따라서 서구인에 비해 인슐린 분비능이 낮은 아시아인에서 β세포 보호를 위한 전략은 당뇨병 치료에 매우 중요하다. 임신 중 모체는 β세포 증식이 있으며 이것은 임신 중 인슐린 저항성 증가에 대비한 기전이다. 이것은 어떤 인자에 의해 β세포가 신속히 증식될 가능성과 기전이 있다는 증거이지만 2형 당뇨병 환자의 β세포는 시간에 따라 감소할 뿐이다. SU제나 글리나이드제로 혈당 관리를 할 수 있으나, 세포 내 칼슘 농도 상승은 β세포 피폐를 일으켜 조기에 β세포 기능을 감소시킬 가능성이 있다. 이런 점에서 인크레틴 관련제가 기대를 모으고 있으며, 췌장 β세포 증식 촉진 작용이나 아포프토시스(세포자멸사) 억제 작용이 보고되고 있다.

췌장 β세포는 성숙된 β세포의 자기 복제와 내분비 전구 세포에서 β세포 신생에 의해 공급될 수 있으나, 유전자 조작 마우스를 이용한 연구에서 β세포 신생보다는 주로 췌장 β세포의 자기 복제에 의해 췌장 β세포가 증식되는 것으로 알려졌다.[37] GLP-1에 의한 β세포 증식 작용은, β세포가 아니라 그 외의 부위로부터의 간접적 작용 가능성도 생각되었으나 β세포 외 GLP-1 수용체 결손 마우스에서도 β세포 증식 효과가 유지되며, 췌장 β세포의 GLP-1 수용체를 통한 직접 작용이 주된 작용 기전으로 생각되고 있다.

많은 기초 실험으로 GLP-1이 β세포 증식 촉진 작용을 갖는 것이 알려졌다. 그 작용의 기전은 cAMP 상승과 EGF (epidermal growth factor) 수용체를 통한 PI3K (phosphatidylinositol-3 kinase) 활성화이다(**그림 9**).

cAMP상승에 의한 TCF7L2 관련 경로는 β세포 증식 촉진 경로의 하나로 생각되고 있다. TCF7L2는 췌장 β세포의 생리 작용에 중요한 기능을 담당하는 전사인자이며, 2형 당뇨병 발생과 β세포 기능 장애에 잘 알려진 위험인자이다.[38] GLP-1 수용체 작용제인 exendin-4는 cAMP 상승과 PKA 활성화에 의해 β-catenin을

| 그림 9 | 췌장 β세포 보호 |

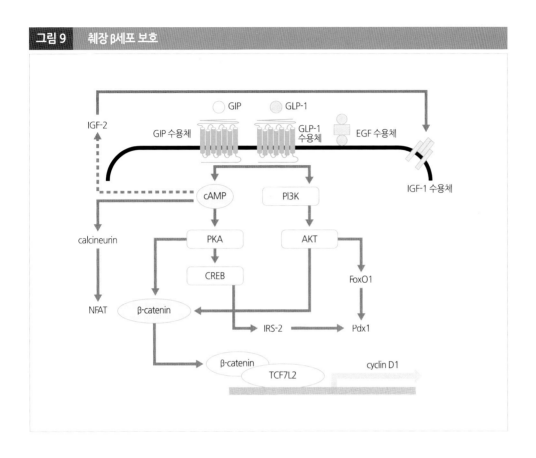

인산화하여 안정화 시킨다. β-catenin의 안정화에 의해 TCF7L2가 핵내로 이행하면 cyclin D1 mRNA 전사를 촉진한다. cyclin D1은 세포 주기 조절 인자이며 β세포의 증식을 촉진한다(그림 9).[39] 마우스에서는 cyclin D2나 cyclin A2 관여도 보고되고 있어 종간 차이도 있다. TCF7L2는 GLP-1 수용체 발현에도 관여하는 것으로 보고되어 있다. 사람(당뇨병 환자가 아닌)의 췌도에서 TCF7L2 넉다운으로 GLP-1 수용체 mRNA와 단백질 발현 저하가 있었다.[40] 마우스에서 췌장 특이적 TCF7L2 녹아웃은 β세포 기능 저하, GLP-1 수용체 발현 저하, GLP-1에 대한 인슐린 분비 저하를 일으켰다.[41] TCF7L2 유전자의 SNPs (single nucleotide polymorphisms)를 가진 당뇨병이 아닌 사람에서 경정맥 포도당 부하에 대한 인슐린 분비는 정상적이었으나, 혈중 GIP와 GLP-1 농도의 저하없이 경구 포도당 부하에 대한 인슐린 분비가 감소되었다.[42]

cAMP 상승에 의한 β세포 증식 기전은, cAMP 상승에 의한 PKA 활성화와 그에 계속 된 CREB (cAMP response element-binding protein)를 통한 IRS-2 (insulin receptor substrate 2)를 활성화 하는 경로,[43] Epac 활성화와 그에 계속된 세포 내 Ca 상승, calcineurin-NFAT 경로의 관여도 생각되고 있다(그림 9).[44]

EGF 수용체를 통한 PI3K 자극은 AKT를 활성화시켜 β세포 증식 촉진 작용을 나타낸다. AKT는 PKB (protein kinase B)라고도 부르며, 많은 단백질의 인산화에 관련하고, 여러 세포에서 세포 증식을 억제하는 작용을 가진 전사인자인 FoxO1 (forkhead box protein O1)를 인산화하여 활성을 억제하는 것으로 알려져 있다. 한편 췌장 β세포의 분화·생존에 매우 중요한 전사인자인 Pdx 1 (pancreatic and duodenal homeobox 1)를 활성화시켜 β세포 증식을 촉진하며,[45] GIP에 대해 GLP-1처럼 PI3K, AKT, FoxO1 조절에 의해 β세포 증식 유도가 보고되었다.[46]

GLP-1의 세포자멸사 억제 작용으로, GLP-1의 고혈당, 산화 스트레스나 소포체 스트레스, 사이토카인 등의 다양한 세포 스트레스 부하에 대한 β세포사 억제가 보고되었다.[47), 48] 이외의 세포자멸사 억제 기전으로, 전술한 FoxO1, Pdx1이 일부를 담당하며, 그 이외에 스트레스 신호 전달 경로인 JNK (c-Jun N-terminal kinase)나[49] TxNIP (thioredoxin interacting protein) 억제[50]를 통한 작용을 나타내는 것으로 보고되었다. 또한 IGF-1 (insulin-like growth factor-1) 수용체를 넉다운하면 세포자멸사 억제 작용이 저하되는 것이 관찰되어 GLP-1가 β세포에서 IGF-2 분비를 자극하고, 이 IGF-2가 β세포에 발현하는 IGF-1 수용체를 통해 IGF-1 신호를 자가분비 경로에서 활성화시켜 세포자멸사 억제 작용을 나타내는 것도 보고되었다.[51]

이상과 같이, 인크레틴은 동물을 이용한 실험에서 β세포 증식과 세포자멸사 억제 작용을 나타내지만, 실제로 임상적 근거는 아직 부족하다. 지금까지 GLP-1 수용체 작용제가 2형 당뇨병 환자에서 시간 경과에 따른 β세포 기능의 저하를 억제 하지 못하였고,[52] C 펩티드 양성인 1형 당뇨병 환자에서 GLP-1 수용체 작용제인 엑세나타이드가 β세포 기능 유지나 식후 글루카곤 억제에 기여하지 못했다.[53]

그렇다면 왜 동물실험 결과가 사람의 임상 연구에 반영되지 않는 것일까? 종의 차이만으로 설명할 수 없는 원인의 하나는 실험동물이 어린 것을 들 수 있다. 많은 실험 결과가 어린 동물에서 시행되었으며, 고령 설치류에서는 GLP-1 수용체 작용제를 포함한 많은 약제에 대한 β세포 증식 반응이 소실되거나 제한적이었다.[54] 고령 당뇨병 환자에서 β세포의 인크레틴 관련제에 의한 증식 반응이나 세포자멸사 억제

반응을 유지하는지 지금부터 많은 연구가 필요하다.

(4) 인크레틴의 α세포에 대한 작용

a. 인크레틴과 글루카곤

글루카곤은 간에서 글리코겐 분해와 포도당 방출을 촉진하여 혈당을 상승시키는 호르몬이며, 생체 당대사 제어에 중요한 역할을 하고 있다. 당뇨병에서는 인슐린 분비 저하뿐 아니라 글루카곤 분비 이상도 있다. 즉 혈당 증가 상태에서도 글루카곤 분비가 억제되지 않고, 간에서 당 방출 촉진 작용이 지속되어 혈당 악화에 관여하는 한편, 저혈당에서는 글루카곤이 적절히 분비되지 않아 저혈당 지연 및 중증화가 나타난다. 그렇다면 인크레틴은 글루카곤 분비에 대해서 어떻게 관여하고 있는 것일까? 일반적으로 인크레틴 작용은 포도당을 경구 투여했을 때의 인슐린 분비와 혈당치가 같은 정도의 포도당을 정맥으로 투여했을 때의 인슐린 분비 차이를 나타내며, 이런 방법으로 α세포에 대한 인크레틴 작용을 조사한 결과[55] 글루카곤 분비 억제는 경구 투여에서 유의하게 작았다(그림 10). 이것은 포도당에 의한 글루카곤 분비 억제와는 반대로 GIP와 GLP-1의 합으로 글루카곤 분비를 늘리는 것이라고 생각할 수 있다.

b. GIP의 α세포에 대한 작용

GIP 수용체가 설치류와 사람의 췌장 α세포에 발현하고 있는 것은 mRNA 발현과 면역 염색으로 알 수 있다.[56,57] 또한 αTCl 세포를 이용한 연구에서 GIP 투여에 의해 세포 내 cAMP 상승과 글루카곤 분비를 볼 수 있다.[57] 이렇게 GIP가 췌장 세포에 작용하여 글루카곤 분비를 촉진할 가능성을 생각할 수 있다. GIP 정맥 투여에 의해 정상인과 2형 당뇨병 환자에서 글루카곤 분비가 증가되지 않았다는 보고가 있으나,[58] 이 연구는 고혈당 상태에서 시행되어 글루카곤 분비가 억제되었을 가능성이 있다. 정상인에서 정상 혈당을 유지한 상태에서 GIP 정맥 투여 10분 후 피크를 나타내는 GIP 농도 의존성 글루카곤 혈중 농도 상승이 확인되었다. 또한 인슐린을 사용하지 않는 2형 당뇨병 환자에서 식사 시작과 함께 GIP를 투여한 연구에서 위약과 비교하여 인슐린과 글루카곤 분비 증가, 그리고 그 후 혈당치의 유의한 증가가 있었다.[57] GIP가 직접 췌장 세포의 GIP 수용체에 작용하는지 아니면 간접적 경로가 관

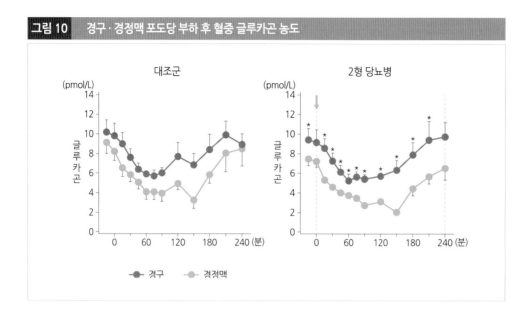

그림 10   경구·경정맥 포도당 부하 후 혈중 글루카곤 농도

여하는지 향후 새로운 연구가 필요하다**(그림 6)**.

C. GLP-1의 α세포에 대한 작용

GLP-1은 GIP와 반대로 글루카곤 분비를 억제하는 것이 내당능이 정상인 동물, 사람, 당뇨병 모델 동물, 당뇨병 환자에서 보고되었다.[60] 그 기전으로는 췌장 α세포에 직접 작용 가능성과 췌장 β세포에서 분비되는 인자(인슐린, GABA, 아연 이온 등)가 α세포의 글루카곤 분비를 억제하는 간접 작용 가능성이 생각되고 있다. 췌장 α세포에 GLP-1 수용체가 발현될 가능성이 낮고, 발현되고 있어도 극히 일부 세포이며, 또 GLP-1 수용체 작용제가 C-펩티드가 매우 낮은 1형 당뇨병 환자에서 글루카곤 분비를 억제하는 점에서[61] GLP-1의 글루카곤 분비 억제 작용은 적어도 췌장 α세포에 대한 직접 작용이나 β세포를 통한 간접 작용만은 아니라고 생각할 수 있다**(그림 7)**. 그 밖의 기전으로 췌장 α세포에 발현하는 SSTR2 (somatostatin receptor type 2) 저해제나 소마토스타틴에 대한 항체를 GLP-1와 동시에 투여하면 글루카곤 분비 억제 작용의 감소 또는 소실이 있어[62] GLP-1에 의한 글루카곤 분비 억제 작용은 소마토스타틴을 통할 가능성이 있다**(그림 7)**.

또한 GLP-1이 α세포의 글루카곤 분비 억제에 대한 α세포 보상 기전으로 GLP-1에 의해 췌장 세포 증식이 촉진될 가능성이 제기되었다. 이것은 엑세나타이드(n=1)

나 시타글립틴(n=7)을 적어도 1년간 사용한 당뇨병 환자에게 α세포 과형성이 관찰되었기 때문이다.[63] 그러나 면역염색에서 Ki67 양성 α세포는 검출되지 않아 진정한 증식인지, GLP-1과의 인과관계는 불명하다. 대상군과의 연령·성별·당뇨병 유병기간·당뇨병 발병 연령·투약 내용 등의 환자 배경이 일치하지 않았던 것도 주의해야 할 점이다. 논문 검색으로 DPP-4 저해제를 이용한 동물 실험에서 췌장 세포 수를 조사한 20개의 논문 중에서 하나가 증가를 보고하였고, 6개는 불변, 13개는 감소라는 결과를 얻었다.[64] 글루카곤 수용체 결손 마우스나 간의 글루카곤 신호를 차단한 마우스의 췌장 α세포는 글루카곤 신호를 전달하도록 췌장 α세포 증식이 나타나지만, GLP-1 신호는 이 보상 기전에는 관여하지 않는다. GLP-1 수용체 작용제나 DPP-4 저해제는 글루카곤을 20~50% 억제하며, 글루카곤 수용체의 이형접합체 녹아웃 마우스(약 반의 글루카곤 신호가 전달된다)에서 82일간의 고지방식 부하시 췌장 α세포 과형성은 관찰되지 않았다.[65]

(5) 인크레틴의 췌장 δ세포에 대한 작용

췌장 δ세포에 GIP와 GLP-1 수용체의 존재는 명확하지 않지만, 래트 췌장의 관류 실험에서, 포도당 1.5 mmol/L (=27 mg/dL) 존재하에 GIP (10 nmol/L), GLP-1 (10 nmol/L) 투여에 의한 소마토스타틴 분비 항진이 보고되었다(그림 6, 7).[62]

3

인크레틴의 췌외 작용

(1) 췌외 작용이란?

인크레틴의 원래 개념은 위장관에서 혈중으로 분비되어 췌장 β세포에서 포도당
과 협조하여 인슐린 분비를 촉진하는 인자이지만, 인크레틴인 GIP와 GLP-1 수용체
는 췌장 β세포뿐 아니라 그 외 다른 장기와 조직에 분포하고 있다. 또한 췌장 β세포
에는 같은 작용을 하는 GIP와 GLP-1가 다른 장기와 조직에는 다르게 작용하고 있
으며 이를 췌외 작용이라고 부른다(**그림 11, 12**).

(2) GIP의 췌외 작용

a. **지방 축적과 GIP**

비만은 고지방식·과식·연령 증가 등에 의해 촉진되어 많은 합병증을 일으킨다. 설
치류의 섬유아세포주 3T3-L1 세포에서 분화 유도한 지방세포, 사람의 지방세포에
는 GIP 수용체가 발현하고 있으며 GIP에 의해 지방세포에 영양소 축적이 촉진된다.

그림 11　GIP의 췌장외 작용

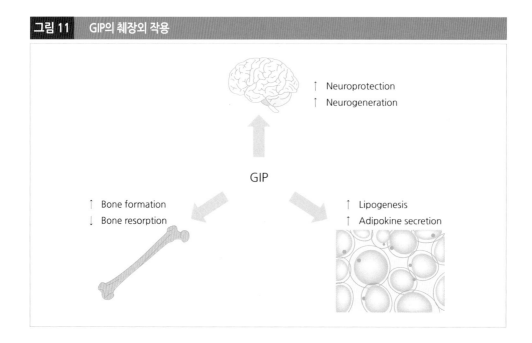

고지방식이나 과식에서 고GIP혈증이 비만을 일으키는 원인의 하나가 된다. 실제로 야생형 마우스를 고지방식으로 사육하면 피하지방과 내장지방이 축적되어 비만이 되지만, GIP 수용체 결손 마우스는 고지방식에도 피하지방과 내장지방의 과잉 축적은 없다.[66] 마우스에 GIP 중화 항혈청 투여나 GIP 분비 세포인 K 세포를 제거하여 GIP를 억제해도 고지방식에 대한 비만 저항성을 얻을 수 있다.[67] 또한 과식 비만 모델인 렙틴 결손 마우스에서 GIP 수용체를 결손시키면 체중 증가 억제를 관찰할 수 있다. 연령 증가에 의해서도 비만이 나타날 수 있으며 야생형 마우스에서 일반 식이에도 연령 증가에 따라 피하지방과 내장지방 축적과 인슐린 저항성이 출현하지만, GIP 수용체 결손 마우스에서는 50주령에도 이런 변화를 볼 수 없다.[68]

GIP에 의해 분비가 촉진되는 인슐린도 지방세포의 영양 축적에 관여하며, GIP 신호 억제 효과가 인슐린을 통할 가능성이 있으나 GIP와 같이 인슐린 분비를 촉진하는 GLP-1 수용체 결손 마우스에서는 비만 억제 효과가 없었다.

그림 12 | GLP-1의 췌장외 작용

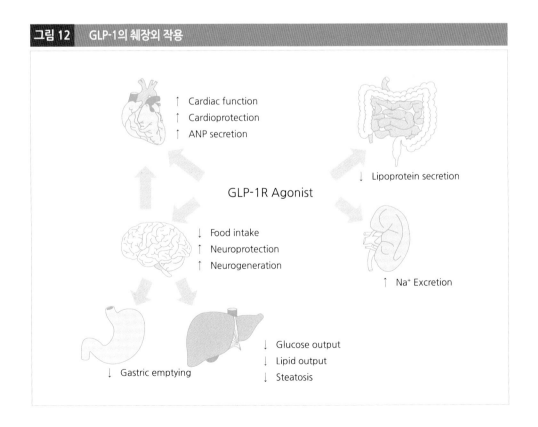

반대로 GIP 수용체 결손 마우스의 지방세포에 사람의 GIP 수용체를 발현시킨 트랜스제닉(transgenic) 마우스를 고지방식으로 사육하면 GIP 수용체 결손 마우스에서 억제되었던 체중 증가가 회복하는 것으로 보고되었다. 이때 체중 증가는 지방조직 증가가 아니라 제지방 체중의 증가였다.[69] 그러나 이 실험에서 마우스 GIP에 대한 사람 GIP 수용체의 반응성이 불분명하며, 체중 증가의 평가 방법이 특수하여 이 결과가 실제로 지방세포의 GIP 수용체 기능을 나타냈다고 단정할 수 없다.

GIP에 의한 지방 축적 기전은 명확하지 않지만, GIP는 3T3-L1 지방세포에서 용량 의존적으로 LPL을 활성화한다.[66] GIP 수용체 결손 마우스는 야생형 마우스에 비해 중성지방 합성에 필요한 Acyl CoA: diacylglycerol transferase 1 (DAT 1) 발현이 낮아,[66] GIP가 이런 기전을 포함한 다양한 작용으로 지방세포에 중성지방 축적을 촉진시키는 것으로 생각된다. GIP의 지방세포에 대한 작용으로 오스테오폰틴 발현을 증가시켜 인슐린 저항성을 증가시킨다는 보고도 있다.[70]

사람에서 지방세포와 GIP의 연구에 의하면, 혈중 GIP 농도와 BMI가 정의 상관 관계를 나타내며, 그에 따른 인슐린 저항성 증가가 보고되었다.[70] 당뇨병이 아닌 사람에서 GIP 투여에 의한 혈중 인슐린 증가와 60분 후 유리지방산의 저하, 지방조직에서 11βHSD-1 발현 저하, adipose triglyceride lipase 발현 저하가 있었다.[71] GIP 신호 저하 모델로 GIP 수용체의 SNP를 가진 사람에 대한 조사에서, SNPs와 BMI, 제지방 체중, 허리둘레 저하의 보고가 있다.[72] 이 표현형에서 지방세포의 GIP 신호가 저하되어 있다고 생각할 수 있으나, β세포에 대한 신호 저하로 혈중 인슐린 저하가 관여했을 가능성을 부정할 수 없다. 지방세포에서 GIP의 작용은 아직 명확하지 않은 점이 남아 있으나, 새로운 약제 개발의 표적이 될 수 있는 흥미로운 작용이다.

b. 골대사와 GIP

조골세포에 GIP 수용체가 발현되고 있으며, GIP는 조골세포에 직접 작용해 세포 내 cAMP 농도를 상승시킨다. GIP 수용체 결손 마우스는 야생형 마우스 비해 체장, 체중, 경골 길이에 차이가 없으나, 골량 감소에 의한 골다공증의 조직 소견을 나타낸다. 정량 CT 법으로 골밀도를 측정하면 GIP 수용체 결손 마우스에서 골량 저하 경향이 있다. 또한 GIP 수용체 결손 마우스에서 공복시 혈중 칼슘 농도는 야생형 마우스와 차이가 없으나 식후 혈중 칼슘 농도는 높다.[73] GIP는 식후에 분비되므로, 매 식사에서 GIP가 간헐적으로 조골세포에 작용하여 골형성을 촉진하여 혈중 칼슘이 축적하는 것을 시사한다. GIP를 과잉 발현한 유전자 조작 마우스에서는 야생형 마우스에 비해 골량, 골밀도가 높은 것으로 보고되었다.[74]

DPP-4 저해제 치료가 2형 당뇨병 환자에서 골절 위험을 감소시킨다는 메타분석 결과가 있다.[75] 이것을 DPP-4 저해제 치료에 의한 혈당 개선이나 저혈당 출현 감소때문이 아니라 DPP-4 저해제에 의한 인크레틴 분해 억제 즉 인크레틴 작용 증가 때문이라고도 생각할 수 있다. 그러나 사람에서 GIP의 뼈에 대한 작용은 아직 규명되지 않았으며, 마우스의 결과를 사람에 적용할 수 있을지 신중한 해석이 필요하다.

(3) GLP-1의 췌외 작용

a. 위운동과 GLP-1

GLP-1은 위 내용물 배출 지연 작용이 있으며, ileal brake(소장 원위부에 영양소가 도달되면 상부 위장관의 운동과 분비가 억제되는 현상)를 담당하는 인자의 하나로 생각되고 있다. 그러나 외부에서 투여한 GLP-1에 의한 위 내용물 배출 지연 작용이 내인성 GLP-1의 생리 작용을 반영하는가에 대해서는 의견 일치가 없다. 글루카곤 수용체 결손 마우스, GLP-1 수용체 결손 마우스, 그리고 양자의 이중 결손 마우스를 이용한 연구에서,[76] 글루카곤 수용체 결손 마우스는 야생형 보다 혈중 GLP-1 농도가 3~10배 높았으며 위 배출 지연이 있었다. 그러나 이런 위 내용물 배출 지연은 이중 결손 마우스에서는 소실되었고, GLP-1 수용체 단독 결손 마우스의 위 배출 촉진은 없었다. 또 혈중 GLP-1 농도를 2~3배 상승시키는 DPP-4 저해제에 위 내용물 배출 지연 작용이 없어,[77] 위 내용물 배출 지연 작용은 GLP-1의 생리적 작용이 아니라 약리 작용으로 생각할 수 있다.

위 내용물 배출 지연 작용의 기전으로, GLP-1의 위벽 세포에 대한 직접 작용과 중추의 GLP-1 작용을 통한 미주신경 반사성 작용을 생각할 수 있다. 위벽 세포에 GLP-1 수용체가 존재한다는 보고가 있으나, GLP-1이 위 평활근 절편 수축에 직접 작용하지 않았다는 *in vitro* 연구도 있다. 한편, 위 내용물 배출에 대한 미주신경의 작용으로, 래트에서 포도당 투여에 대한 위 내용물 배출 지연이 미주신경 구심성 섬유의 화학적 제거에 의해 저해되는 연구가 있어[78] 미주신경을 통한 원심성 활동 억제가 상당한 부분을 담당하는 것으로 생각된다. GLP-1이 혈액-뇌 관문을 통과한다는 보고가 있으나, 말초로 투여한 표지 GLP-1은 혈액-뇌 관문이 결여된 중추신경 일부에만 특이적으로 결합되었다. 또한 GLP-1이 L세포 부근이나 간문맥 영역에서 미주신경 구심성 섬유에 의해 감수되고 중추신경을 통해 작용을 나타낸다는 보고도 있다.[79]

b. **위장관에서 지방질 대사와 GLP-1**

GLP-1의 지방질 대사에 대한 작용, 특히 인슐린과 관계 없는 작용에서 아직 명확하지 않지만, 최근 GLP-1이 위장관에 직접 작용하여 킬로미크론 합성을 억제하는 것이 알려졌다. 마우스에 GLP-1 수용체 작용제나 DPP-4 저해제를 투여하면 트리글리세리드가 풍부한 지단백이나 apoB-48의 식후 상승이 억제되며, GLP-1 수용체 결손 마우스나 GLP-1 수용체 길항제 투여에 의해 이들의 상승이 보고되었다.[80] 분리 배양된 장세포에서 GLP-1 수용체 작용제 처리에 의해 apoB-48 합성이 억제되어 GLP-1의 직접 작용으로 생각할 수 있다. 또한 사람에서 위운동이나 인슐린 및 글루카곤의 영향을 배제한 실험계에서 GLP-1의 위장관에 대한 직접 작용을 조사한 결과,[81] GLP-1은 apoB-48을 포함한 트리글리세리드가 풍부한 지단백 출현이 억제되어 마우스의 결과와 일치하였다. 실제로 2형 당뇨병 환자에 DPP-4 저해제를 투여한 임상 연구에서 트리글리세리드가 풍부한 지단백 저하가 있어[82] 인크레틴 관련제의 혈당 조절 외 추가적인 항동맥경화 작용이 기대된다.

c. **간과 GLP-1**

간은 생체에서 당질과 지방질 대사에 중요한 장소이다. 위장관에서 분비된 인크레틴이 문맥을 통해 간에 유입되는 것을 생각하면, 인크레틴이 간에 신호를 전달하여 당질과 지방질 대사를 조절한다고 생각할 수 있다.

당신생을 억제하지 않는 수준의 혈중 인슐린 농도에서 GLP-1의 당신생 억제 작용이 보고되었다.[83] 또한 GLP-1 수용체 작용제가 사람에서 지방간을 개선하고, 2형 당뇨병 환자에서 ALT 저하가 보고되었다.[84] 그러나 체중이 감소된 환자에서는 ALT가 현저히 개선되었으나, 체중 감소가 없는 환자에서는 불변하여 GLP-1의 직접 작용인지 체중 감소를 통한 작용인지 판단하기 어렵다. 한편 2형 당뇨병 환자에서 GLP-1 수용체 작용제와 피오글리타존을 병용하여 체중 변화가 없이 간의 트리글리

세리드 축적 저하와 간 효소 감소가 보고되어[85] 체중 저하에 의하지 않는 GLP-1의
간에 대한 직접 작용 가능성이 있다.

이와 같이 GLP-1 수용체 작용제의 간에 대한 직접 작용을 나타내는 보고에 대해
간에 GLP-1 수용체의 존재 유무에 대한 많은 보고가 있다. 간암 세포와 정상 간세
포 표면의 GLP-1 수용체 발현을 웨스턴블롯으로 검출하여 간세포에 대한 직접 작
용으로 당질과 지방질 대사에 영향력을 미친다는 연구가 보고되었다.[86] 래트의 간
세포에서 GLP-1 수용체 mRNA(453 bp)와 단백질(53 kDa)이 검출되었다.[87] 한편
설치류의 간세포에서 GLP-1 수용체 작용제에 의한 cAMP 상승이 없었으며,[88] 설치
류의 간세포에서 GLP-1 수용체의 전체 mRNA가 발현되지 않았다는 보고가 있어[89]
GLP-1 수용체 항체의 특이성이 의문시되어 간세포에 GLP-1 수용체 발현의 근거가
부족하다. GLP-1을 측뇌실이나 궁상핵에 투여하여 간에서 당신생이 억제되는 점에
서, GLP-1 의 간에 대한 작용의 일부는 중추신경을 통하는 것으로 생각되고 있다.

d. 심장과 GLP-1

당뇨병에서 심혈관 위험 증가는 잘 알려져 있으며, 당뇨병 치료 목표가 정상인과
다르지 않은 건강 수명의 연장이라는 점을 생각하면 GLP-1의 순환계에 대한 작용
이 기대된다. 설치류와 사람의 심장에 GLP-1 수용체가 발현된다고 알려져 있으나,
심방 이외의 발현은 아직 확정되지 않았다. 중추신경계에서 심혈관 기능을 담당하
는 고속핵이나 연수 최후야에서 GLP-1 수용체 발현이 확인되고, GLP-1 수용체 길
항제의 말초나 중추신경 투여에 의해 GLP-1의 순환계 작용이 억제되므로[90] GLP-1
은 심장에 대한 직접 작용과 중추를 통한 작용이 있다고 생각할 수 있다.

GLP-1의 심기능 개선 작용, 심근 보호 작용, 혈압 강하 작용은 사람에서도 확
인되었다. 2형 당뇨병 환자에 리라글루타이드 투여는 대조군에 비해 BNP (B type
natriuretic peptide)의 유의한 감소가 있으며,[91] NYHA (New York Heart Association)
의 심기능 분류 Ⅲ~Ⅳ의 심부전 환자에 GLP-1 투여는 대조군에 비해 심기능과
QOL을 개선했다.[92] 심보호 작용으로, 경피 관상동맥 성형술을 시행한 급성 심근
경색에서 심 구출율(EF)이 40% 미만으로 저하된 환자를 대상으로, 72시간에 걸친
GLP-1의 지속 투여군과 대조군을 비교한 결과, 투여 종료 6~12시간부터 GLP-1 투
여군에서 벽운동과 EF 개선과 사망률과 입원 일수의 감소가 있었다.[93] 혈압은 14주
의 리라글루타이드 투여에 의해 체중 감소 출현 전부터 유의한 혈압 강하가 있어[94]

체중 감소와 독립된 작용으로 생각된다. 최근 심방 심근에 발현하는 GLP-1 수용체의 자극으로 cAMP와 Epac2 상승을 통한 ANP (atrial natri uretic peptide)가 분비되며, ANP에 의한 혈관 평활근의 이완과 신장에서 나트륨 배설 증가에 의한 혈압 강하 가능성이 보고되었다.[95]

e. 신장과 GLP-1

GLP-1 수용체 작용제를 투여하면 신속한 나트륨 이뇨가 많은 동물에서 나타나며, 사람에서도 정상인과 인슐린 저항성이 심한 비만 환자에서 확인되었다.[96] 신장에서 GLP-1 수용체 mRNA는 확인되었으나, 어느 세포에 발현하고 있는지는 GLP-1 수용체에 대한 특이 항체를 얻지 못하여 아직 확정되지 않았다. 또한 나트륨 이뇨 기전이 신경을 통한 것인지, ANP와 같은 혈관에 작용하는 호르몬에 의한 것인지, 또는 세뇨관의 나트륨 수송체에 직접 작용하는지 명확하지 않다.

GLP-1에 의한 단백뇨 억제와 신조직 개선 효과도 보고되었다. 스트렙토조토신에 의한 당뇨병 모델 래트에 GLP-1 수용체 작용제인 exendin-4를 8주 투여하여 대조군에 비해 신기능 개선, 단백뇨 억제, 염증과 신장 섬유화 억제가 혈당이나 체중과 관계없이 나타났다.[97] 당뇨병 모델 동물에서 GLP-1 수용체 결손에서 혈당 변동과 관계 없이 알부민뇨 증가가 있어 GLP-1의 신보호 작용을 생각할 수 있다. 그러나 사람의 무작위 대조 연구에서 GLP-1의 신증 억제 근거는 없다.

f. 중추신경과 GLP-1(대사 관련 이외의 작용)

GLP-1 수용체는 중추신경에 광범위하게 발현되고 있으며, GLP-1의 중추신경 내 생산과 L세포에서 분비된 GLP-1의 혈액-뇌 관문 통과가 보고되었다. 미주신경 구심로를 통한 작용을 포함하여 중추신경에 많은 작용을 갖는 것으로 생각된다. 지금까지 GLP-1의 췌장외 작용으로 위운동 억제나 순환계 작용, 간에서 당-지방질 대사의 일부가 알려졌으며, 중추신경을 통한 작용이 알려져 있다. GLP-1의 신경 보호 작용에 대해서는 신경 변성 질환인 알츠하이머병 관련 내용을 소개한다. 알츠하이머병은 신경세포에 아밀로이드 β와 타우라는 단백의 이상 축적이 특징으로 치매와 성격 변화가 나타나는 질환이다. 2형 당뇨병과 알츠하이머병은 연령에 따라 증가하는 임상적 공통점이 있다. 2형 당뇨병과 알츠하이머병의 역학적 관련을 조사한 메타분석에서 고령 당뇨병에서 알츠하이머병 위험을 약 2배 높이는 것으로 보고되었다.[98]

인슐린은 혈액-뇌 관문을 통과하여 신경세포의 생존과 회복에 관여하여 아밀로이드 β나 타우의 대사를 회복하므로 당뇨병과 알츠하이머병의 병태에 신경세포의 인슐린 저항성 관여가 생각되고 있다.

　동물 실험에서, GLP-1의 마우스 측뇌실 투여는 아밀로이드 β 생산을 저하하며, 래트 해마의 초대 배양 세포에서 GLP-1은 아밀로이드 β에 의한 세포사를 억제하였다.[99] 또한 아밀로이드 β 투여시 JNK/TNF-α 경로 활성으로 해마의 인슐린 작용이 저하되나 exendin-4는 이 경로를 억제하여 인슐린 신호를 회복시켜 공간 기억과 기억 유지를 회복한다.[100] 반대로 GLP-1 수용체 결손 마우스에서는 시냅스의 가역성이나 기억 형성이 손상되며, GLP-1 수용체 결손 마우스의 해마에 GLP-1 수용체를 발현시키면 학습 능력이 개선되고 카이닌산에 의한 신경 독성이 저하된다는 사실이 보고되었다.[101] 이런 결과를 근거로 현재 알츠하이머병 환자에서 GLP-1 수용체 작용제인 리라글루타이드를 이용한 임상 연구가 진행 중이다.

　당뇨병은 전세계에서 대규모로 증가하고 있는 질환이다. 인크레틴은 지금까지의 당뇨병 치료제와 다른 기전인 혈당 의존성 인슐린 분비 촉진 작용이 있어서 치료의 폭을 크게 넓혔다. 인크레틴에는 아직 알려지지 않은 부분과 췌장외 작용이라는 혈당 관리의 범위를 넘는 가능성이 있어 관련 연구에 대한 흥미는 끝이 없다.

1) Jang HJ, Kokrashvili Z, Theodorakis MJ, et al. Gut-expressed gustducin and taste receptors regulate secretion of glucagon-like peptide-1. Proc Natl Acad Sci USA 2007 ; 104 : 15069-15074.

2) Sakurai K, Lee EY, Morita A, et al. Glucagon-like peptide-1 secretion by direct stimulation of L cells with luminal sugar versus non-nutritive sweetener. J Diabetes Invest 2012 ; 3 : 156-163.

3) Gribble FM, Williams L, Simpson AK, et al. A novel glucose-sensing mechanism contributing to glucagon-like peptide-1 secretion from the GLUTag cell line. Diabetes 2003 ; 52 : 1147-1154.

4) Gorboulev V, Schürmann A, Vallon V, et al. Na(+)-D-glucose cotransporter SGLT1 is pivotal for intestinal glucose absorption and glucose-dependent incretin secretion. Diabetes 2012 ; 61 : 187-196.

5) Reimann F. Molecular mechanisms underlying nutrient detection by incretin-secreting cells. Int Dairy J 2010 ; 20 : 236-242.

6) Miki T, Minami K, Shinozaki H, et al. Distinct effects of glucose-dependent insulinotropic polypeptide and glucagon-like peptide-1 on insulin secretion and gut motility. Diabetes 2005 ; 54 : 1056-1063.

7) Krarup T, Holst JJ, Larsen KL. Responses and molecular heterogeneity of IR-GIP after intraduodenal glucose and fat. Am J Physiol 1985 ; 249 : E195-E200.

8) Pilichiewicz A, O'Donovan D, Feinle C, et al. Effect of lipase inhibition on gastric emptying of, and the glycemic and incretin responses to, an oil/aqueous drink in type 2 diabetes mellitus. J Clin Endocrinol Metab 2003 ; 88 : 3829-3834.

9) Reimann F. Molecular mechanisms underlying nutrient detection by incretin-secreting cells. Int Dairy J 2010 ; 20 : 236-242.

10) Ichimura A, Hirasawa A, Poulain-Godefroy O, et al. Dysfunction of lipid sensor GPR120 leads to obesity in both mouse and human. Nature 2012 ; 19 : 483 : 350-354.

11) Cordier-Bussat M, Bernard C, Levenez F, et al. Peptones stimulate both the secretion of the incretin hormone glucagon-like peptide 1 and the transcription of the proglucagon gene. Diabetes 1998 ; 47 : 1038-1045.

12) Matsumura K, Miki T, Jhomori T, et al. Possible role of PEPTI in gastrointestinal hormone secretion. Biochem Biophys Res Commun 2005 ; 336 : 1028-1032.

13) Carr RD, Larsen MO, Winzell MS, et al. Incretin and islet hormonal responses to fat and protein ingestion in healthy men. Am J Physiol Endocrinol Metab 2008 ; 295 : E779-E784.

14) Fujita Y, Wideman RD, Asadi A, et al. Glucose-dependent insulinotropic polypeptide is expressed in pancreatic islet alpha-cells and promotes insulin secretion. Gastroenterology 2010 ; 138 : 1966-1975.

15) Deacon CF, Nauck MA, Meier J, et al. Degradation of endogenous and exogenous gastric inhibitory polypeptide in healthy and in type 2 diabetic subjects as revealed using a new assay for the intact peptide. J Clin Endocrinol Metab 2000 ; 85 : 3575-3581.

16) Meier JJ, Nauck MA, Kranz D, et al. Secretion, Degradation, and Elimination of Glucagon-Like Peptide 1 and Gastric Inhibitory Polypeptide in Patients with Chronic Renal Insufficiency and Healthy Control Subjects. Diabetes 2004 ; 53 : 654-662.

17) Baggio LL, Drucker DJ. Biology of incretins:GLP-1 and GIP. Gastroenterology 2007 ; 132 : 2131-2157.

18) Vilsbøll T, Krarup T, Deacon CF, et al. Reduced Postprandial Concentrations of Intact Biologically Active Glucagon-Like Peptide 1 in Type 2 Diabetic Patients. Diabetes 2001 ; 50 : 609-613.

19) Ross SA, Brown JC, Dupré J. Hypersecretion of gastric inhibitory polypeptide following oral glucose in diabetes mellitus. Diabetes 1977 ; 26 : 525-529.

20) Ebert R, Creutzfeldt W. Hypo- and hypersecretion of GIP in maturity-onset diabetics(Abstract). Diabetologia 1980 ; 19 : 271-272.

21) Nauck MA, Heimesaat MM, Orskov C, et al. Preserved Incretin Activity of Glucagon-like Peptide 1[7-36 Amide] but Not of Synthetic Human Gastric Inhibitory Polypeptide in Patients with Type-2 Diabetes Mellitus. J Clin Invest 1993 ; 91 : 301-307.

22) Højberg PV, Vilsbøll T, Rabøl R, et al. Four weeks of nearnormalisation of blood glucose improves the insulin response to glucagon-like peptide-1 and glucosedependent insulinotropic polypeptide in patients

with type 2 diabetes. Diabetologia 2009 ; 52 : 199-207.

23) Marchetti P, Lupi R, Bugliani M, et al. A local glucagon-like peptide 1 (GLP-1) system in human pancreatic islets. Diabetologia 2012 ; 55 : 3262-3272.

24) Ellingsgaard H, Hauselmann I, Schuler B, et al. Interleukin-6 enhances insulin secretion by increasing glucagon-like peptide-1 secretion from L cells and alpha cells. Nat Med 2011 ; 17 : 1481-1489.

25) Rask E, Olsson T, Söderberg S, et al. Impaired Incretin Response After a Mixed Meal Is Associated With Insulin Resistance in Nondiabetic Men. Diabetes Care 2001 ; 24 : 1640-1645.

26) Roberge JN, Brubaker PL. Regulation of intestinal proglucagon-derived peptide secretion by glucose-dependent insulinotropic peptide in a novel enteroendocrine loop. Endocrinology 1993 ; 133 : 233-240.

27) Rocca AS, Brubaker PL. Role of the Vagus Nerve in Mediating Proximal Nutrient-Induced Glucagon-Like Peptide-1 Secretion. Endocrinology 1999 ; 140 : 1687-1694.

28) Maida A, Lamont BJ, Cao X, et al. Metformin regulates the incretin receptor axis via a pathway dependent on peroxisome proliferatoractivated receptor-a in mice. Diabetologia 2011 ; 54 : 339-349.

29) Migoya EM, Bergeron R, Miller JL, et al. Dipeptidyl peptidase-4 inhibitors administered in combination with metformin result in an additive increase in the plasma concentration of active GLP-1. Clin Pharmacol Ther 2010 ; 88 : 801-808.

30) Lee S, Yabe D, Nohtomi K, et al. Intact glucagon-like peptide-1 levels are not decreased in Japanese patients with type 2 diabetes. Endocr J 2010 ; 57 : 119-126.

31) Brissova M, Fowler MJ, Nicholson WE, et al. Assessment of human pancreatic islet architecture and composition by laser scanning confocal microscopy. istochem Cytochem 2005 ; 53 : 1087-1097.

32) Bosco D, Armanet M, Morel P, et al. Unique arrangement of alpha- and beta-cells in human islets of Langerhans. Diabetes 2010 ; 59 : 1202-1210.

33) Tornehave D, Kristensen P, Rømer J, et al. Expression of the GLP-1 receptor in mouse, rat, and human pancreas. J Histochem Cytochem 2008 ; 56 : 841-851.

34) Hansotia T, Baggio LL, Delmeire D, et al. Double incretin receptor knockout (DIRKO) mice reveal an essential role for the enteroinsular axis in transducing the glucoregulatory actions of DPP-IV inhibitors. Diabetes 2004 ; 53 : 1326-1335.

35) Béguin P, Nagashima K, Nishimura M, et al. PKA-mediated phosphorylation of the human KATP channel: separate roles of Kir6.2 and SUR1 subunit phosphorylation. EMBO J 1999 ; 18 : 4722-4732.

36) Zhang CL, Katoh M, Shibasaki T, et al. The cAMP sensor Epac2 is a direct target of antidiabetic sulfonylurea drugs. Science 2009 ; 325 : 607-610.

37) Dor Y, Brown J, Martinez OI, et al. Adult pancreatic beta-cells are formed by self-duplication rather than stem-cell differentiation. Nature 2004 ; 429 : 41-46.

38) Grant SF, Thorleifsson G, Reynisdottir I, et al. Variant of transcription factor 7-like 2 (TCF7L2) gene confers risk of type 2 diabetes. Nat Genet 2006 ; 38 : 320-323.

39) Liu Z, Habener JF. Glucagon-like peptide-1 activation of TCF7L2-dependent Wnt signaling enhances pancreatic beta cell proliferation. J Biol Chem 2008 ; 283 : 8723-8735.

40) Shu L, Matveyenko AV, Kerr-Conte J, et al. Decreased TCF7L2 protein levels in type 2 diabetes mellitus correlate with downregulation of GIP- and GLP-1 receptors and impaired beta-cell function. Hum Mol Genet 2009 ; 18 : 2388-2399.

41) da Silva Xavier G, Mondragon A, Sun G, et al. Abnormal glucose tolerance and insulin secretion in pancreas-specific Tcf7l2-null mice. Diabetologia 2012 ; 55 : 2667-2676.

42) Villareal DT, Robertson H, Bell GI, et al. TCF7L2 variant rs7903146 affects the risk of type 2 diabetes by modulating incretin action. Diabetes 2010 ; 59 : 479-485.

43) Park S, Dong X, Fisher TL, et al. Exendin-4 uses lrs2 signaling to mediate pancreatic beta cell growth and function. J Biol Chem 2006 ; 281 : 1159-1168.

44) Heit JJ, Apelqvist AA, Gu X, et al. Calcineurin/NFAT signalling regulates pancreatic beta-cell growth and

function. Nature 2006 ; 443 : 345-349.

45) Kitamura T, Nakae J, Kitamura Y, et al. The forkhead transcription factor Foxol links insulin signaling to Pdxl regulation of pancreatic beta cell growth. J Clin Invest 2002 ; 110 : 1839-1847.

46) Trümper A, Trümper K, Trusheim H, et al. Glucose-dependent insulinotropic polypeptide is a growth factor for beta(INS-1)cells by pleiotropic signaling. Mol Endocrinol 2001 ; 15 : 1559-1570.

47) Hui H, Nourparvar A, Zhao X, et al. Glllcagon-1ike peptide-1 inhibits apoptosis of insulin secreting cells via a cyclic 5´-adenosine monophosphate-dependent protein kinase A- and a phosphatidylinositol 3-kinase-dependent pathway. Endocrinology 2003 ; 144 : 1444-1455.

48) Yusta B, Baggio LL, Estall JL, et al. GLP-1 receptor activation improves beta cell function and survival following induction of endoplasmic reticulum stress. Cell Metab 2006 ; 4 : 391-406.

49) Ferdaoussi M, Abdelli S, Yang JY, et al. Exendin-4 protects beta-cells from interleukin-1 beta-induced apoptosis by interfering with the c-Jun NH2-terminal kinase pathway. Diabetes 2008 ; 57 : 1205-1215.

50) Chen J, Couto FM, Minn AH, et al. Exenatide inhibits beta-cell apoptosis by decreasing thioredoxin-interacting protein. Biochem Biophys Res Commun 2006 ; 346 : 1067-1074.

51) Cornu M, Yang JY, Jaccard E, et al. Glucagon-like peptide-1 protects beta-cells against apoptosis by increasing the activity of an IGF-2/IGF-1 receptor autocrine loop. Diabetes 2009 ; 58 : 1816-1825.

52) Bunck MC, Cornér A, Eliasson B, et al. Effects of exenatide on measures of beta-cell function after 3 years in metformin-treated patients with type 2 diabetes. Diabetes care 2011 ; 34 : 2041-2047.

53) Rother KI, Spain LM, Wesley RA, et al. Effects of exenatide alone and in combination with daclizumab on beta-cell function in long-standing type 1 diabetes. Diabetes care 2009 ; 32 : 2251-2257.

54) Tschen SI, Dhawan S, Gurlo T, et al. Age-dependent Decline in Beta Cell Proliferation Restricts the Capacity of Beta Cell Regeneration in Mice. Diabetes 2009 ; 58 : 1312-1320.

55) Meier JJ, Deacon CF, Schmidt WE, et al. Suppression of glucagon secretion is lower after oral glucose administration than during intravenous glucose administration in human subjects. Diabetologia 2007 ; 50 : 806-813.

56) Moens K, Heimberg H, Flamez D, et al. Expression and functional activity of glucagon, glucagon-like peptide 1 and glucose-dependent insulinotropic peptide receptors in rat pancreatic islet cells. Diabetes 1996 ; 45 : 257-261.

57) Chia CW, Carlson OD, Kim W, et al. Exogenous Glucose–Dependent Insulinotropic Polypeptide Worsens Postprandial Hyperglycemia in Type 2 Diabetes. Diabetes 2009 ; 58 : 1342-1349.

58) Creutzfeldt W, Nauck M. Gut hormones and diabetes mellitus. Diabetes Metab Rev 1992 ; 8 : 149-177.

59) Meier JJ, Gallwitz B, Siepmann N, et al. Gastric inhibitory polypeptide (GIP) dose-dependently stimulates glucagon secretion in healthy human subjects at euglycaemia. Diabetologia 2003 ; 46 : 798-801.

60) Dunning BE, Gerich JE. The role of alpha-cell dysregulation in fasting and postprandial hyperglycemia in type 2 diabetes and therapeutic implications. Endocrine reviews 2007 ; 28 : 253-283.

61) Dupré J, Behme MT, McDonald TJ. Exendin-4 normalized postcibal glycemic excursions in type 1 diabetes. J Clin Endocrinol Metab 2004 ; 89 : 3469-3473.

62) de Heer J, Rasmussen C, Coy DH, et al. Glucagon-like peptide-1, but not glucose-dependent insulinotropic peptide, inhibits glucagon secretion via somatostatin (receptor subtype 2) in the perfused rat pancreas. Diabetologia 2008 ; 51 : 2263-2270.

63) Butler AE, Campbell-Thompson M, Gurlo T, et al. Marked Expansion of Exocrine and Endocrine Pancreas with Incretin Therapy in Humans with increased Exocrine Pancreas Dysplasia and the potential for Glucagon-producing Neuroendocrine Tumors. Diabetes 2013 ; 62 : 2595-2604.

64) Drucker DJ. Incretin action in the pancreas: Potential promise, possible perils, and pathological pitfalls. Diabetes Epub 2013 Jul 1.

65) Mu J, Jiang G, Brady E, et al. Chronic treatment with a glucagon receptor antagonist lowers glucose and moderately raises circulating glucagon and glucagon-like peptide 1 without severe alpha cell hypertrophy

문헌

in diet-induced obese mice. Diabetologia 2011 ; 54 : 2381-2391.

66) Miyawaki K, Yamada Y, Ban N, et al. Inhibition of gastric inhibitory polypeptide signaling prevents obesity. Nat Med 2002 ; 8 : 738-742.

67) Althage MC, Ford EL, Wang S, et al. Targeted ablation of glucose-dependent insulinotropic polypeptide-producing cells in transgenic mice reduces obesity and insulin resistance induced by a high fat diet. J Biol Chem 2008 ; 283 : 18365-18376.

68) Yamada C, Yamada Y, Tsukiyama K, et al. Genetic inactivation of GIP signaling reverses aging-associated insulin resistance through body composition changes. Biochem Biophys Res Commun 2007 ; 364 : 175-180.

69) Ugleholdt R, Pedersen J, Bassi MR, et al. Transgenic Rescue of Adipocyte Glucose-dependent Insulinotropic Polypeptide Receptor Expression Restores High Fat Diet-induced Body Weight Gain. J Biol Chem 2011 ; 286 : 44632-44645.

70) Ahlqvist E, Osmark P, Kuulasmaa T, et al. Link between GIP and osteopontin in adipose tissue and insulin resistance. Diabetes 2013 ; 62 : 2088-2094.

71) Gögebakan Ö, Andres J, Biedasek K, et al. Glucose-dependent insulinotropic polypeptide reduces fat-specific expression and activity of 11β-hydroxysteroid dehydrogenase type 1 and inhibits release of free fatty acids. Diabetes 2012 ; 61 : 292-300.

72) Lyssenko V, Eliasson L, Kotova O, et al. Pleiotropic effects of GIP on islet function involve osteopontin. Diabetes 2011 ; 60 : 2424-2433.

73) Tsukiyama K, Yamada Y, Yamada C, et al. Gastric inhibitory polypeptide as an endogenous factor promoting new bone formation after food ingestion. Mol Endocrinol 2006 ; 20 : 1644-1651.

74) Xie D, Zhong Q, Ding KH, et al. Glucose-dependent insulinotropic peptide-overexpressing transgenic mice have increased bone mass. Bone 2007 ; 40 : 1352-1360.

75) Monami M, Dicembrini I, Antenore A, et al. Dipeptidyl peptidase-4 inhibitors and bone fractures: a meta-analysis of randomized clinical trials. Diabetes Care 2011 ; 34 : 2474-2476.

76) Ali S, Lamont BJ, Charron MJ, et al. Dual elimination of the glucagon and GLP-1 receptors in mice reveals plasticity in the incretin axis. J Clin Invest 2011 ; 121 : 1917-1929.

77) Amori RE, Lau J, Pittas AG. Efficacy and safety of incretin therapy in type 2 diabetes: systematic review and meta-analysis. JAMA 2007 ; 298 : 194-206.

78) Imeryüz N, Yeğen BC, Bozkurt A, et al. Glucagon-like peptide-1 inhibits gastric emptying via vagal afferent-mediated central mechanisms. Am J Physiol 1997 ; 273 : G920-G927.

79) Nakagawa A, Satake H, Nakabayashi H, et al. Receptor gene expression of glucagon-like peptide-1, but not glucose-dependent insulinotropic polypeptide, in rat nodose ganglion cells. Auton Neurosci 2004 ; 110 : 36-43.

80) Hsieh J, Longuet C, Baker CL, et al. The glucagon-like peptide 1 receptor is essential for postprandial lipoprotein synthesis and secretion in hamsters and mice. Diabetologia 2010 ; 53 : 552-561.

81) Xiao C, Bandsma RH, Dash S, et al. Exenatide, a Glucagon-like Peptide Receptor Agonist, Acutely Inhibits Intestinal Lipoprotein Production in Healthy Humans. Arterioscler Thromb Vasc Biol 2012 ; 32 : 1513-1519.

82) Tremblay AJ, Lamarche B, Deacon CF, et al. Effect of sitagliptin therapy on postprandial lipoprotein levels in patients with type 2 diabetes. Diabetes Obes Metab 2011 ; 13 : 366-373.

83) Seghieri M, Rebelos E, Gastaldelli A, et al. Direct effect of GLP-1 infusion on endogenous glucose production in humans. Diabetologia 2013 ; 56 : 156-161.

84) Klonoff DC, Buse JB, Nielsen LL, et al. Exenatide effects on diabetes, obesity, cardiovascular risk factors and hepatic biomarkers in patients with type 2 diabetes treated for at least 3 years. Curr Med Res Opin 2008 ; 24 : 275-286.

85) Sathyanarayana P, Jogi M, Muthupillai R, et al. Effects of combined exenatide and pioglitazone therapy on hepatic fat content in type 2 diabetes. Obesity 2011 ; 19 : 2310-2315.

86) Gupta NA, Mells J, Dunham RM, et al. Glucagon-like peptide-1 receptor is present on human

hepatocytes and has a direct role in decreasing hepatic steatosis in vitro by modulating elements of the insulin signaling pathway. Hepatology 2010 ; 51 : 1584-1592.

87) Svegliati-Baroni G, Saccomanno S, Rychlicki C, et al. Glucagon-like peptide-1 receptor activation stimulates hepatic lipid oxidation and restores hepatic signalling alteration induced by a high-fat diet in nonalcoholic steatohepatitis. Liver Int 2011 ; 31 : 1285-1297.

88) Flock G, Baggio LL, Longuet C, et al. Incretin receptors for glucagon-like peptide 1 and glucose-dependent insulinotropic polypeptide are essential for the sustained metabolic actions of vildagliptin in mice. Diabetes 2007 ; 56 : 3006-3013.

89) Panjwani N, Mulvihill EE, Longuet C, et al. GLP-1 receptor activation indirectly reduces hepatic lipid accumulation but does not attenuate development of atherosclerosis in diabetic male ApoE(-/-) mice. Endocrinology 2013 ; 154 : 127-139.

90) Barragán JM, Eng J, Rodríguez R, et al. Neural contribution to the effect of glucagon-like peptide-1-(7-36) amide on arterial blood pressure in rats. Am J Physiol 1999 ; 277 : E784-E791.

91) Courrèges JP, Vilsbøll T, Zdravkovic M, et al. Beneficial effects of once-daily liraglutide, a human glucagon-like peptide-1 analogue, on cardiovascular risk biomarkers in patients with Type 2 diabetes. Diabet Med 2008 ; 25 : 1129-1131.

92) Sokos GG, Nikolaidis LA, Mankad S, et al. Glucagon-like peptide-1 infusion improves left ventricular ejection fraction and functional status in patients with chronic heart failure. J Card Fail 2006 ; 12 : 694-699.

93) Nikolaidis LA, Mankad S, Sokos GG, et al..Effects of glucagon-like peptide-1 in patients with acute myocardial infarction and left ventricular dysfunction after successful reperfusion. Circulation 2004 ; 109 : 962-965.

94) Vilsbøll T, Zdravkovic M, Le-Thi T, et al. Liraglutide, a Long-Acting Human Glucagon-Like Peptide-1 Analog, Given as Monotherapy Significantly Improves Glycemic Control and Lowers Body Weight Without Risk of Hypoglycemia in Patients With Type 2 Diabetes. Diabetes Care 2007 ; 30 : 1608-1610.

95) Kim M, Platt MJ, Shibasaki T, et al. GLP-1 receptor activation and Epac2 link atrial natriuretic peptide secretion to control of blood pressure. Nat Med 2013 ; 19 : 567-575.

96) Gutzwiller JP, Tschopp S, Bock A, et al. Glucagon-like peptide 1 induces natriuresis in healthy subjects and in insulin-resistant obese men. J Clin Endocrinol Metab 2004 ; 89 : 3055-3061.

97) Kodera R, Shikata K, Kataoka HU, et al. Glucagon-like peptide-1 receptor agonist ameliorates renal injury through its anti-inflammatory action without lowering blood glucose level in a rat model of type 1 diabetes. Diabetologia. 2011 ; 54 : 965-978.

98) Profenno LA, Porsteinsson AP, Faraone SV, et al. Meta-analysis of Alzheimer's disease risk with obesity, diabetes, and related disorders. Biol Psychiatry 2010 ; 67 : 505-512.

99) Perry T, Lahiri DK, Sambamurti K, et al. Glucagon-like peptide-1 decreases endogenous amyloid-beta peptide (Abeta) levels and protects hippocampal neurons from death induced by Abeta and iron. J Neurosci Res 2003 ; 72 : 603-612.

100) Bomfim TR, Forny-Germano L, Sathler LB, et al. An anti-diabetes agent protects the mouse brain from defective insulin signaling caused by Alzheimer's disease- associated Aβ oligomers. J Clin Invest 2012 ; 122 : 1339-1353.

101) Abbas T, Faivre E, Hölscher C. Impairment of synaptic plasticity and memory formation in GLP-1 receptor KO mice: Interaction between type 2 diabetes and Alzheimer's disease. Behav Brain Res 2009 ; 205 : 265-271.

102) During MJ, Cao L, Zuzga DS, et al. Glucagon-like peptide-1 receptor is involved in learning and neuroprotection. Nat Med 2003 ; 9 : 1173-1179.

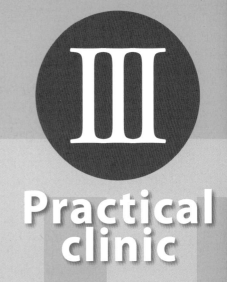

III

Practical clinic

인크레틴 관련제와 임상

인크레틴 관련제와 임상

1. 인크레틴과 식사 요법

関西電力病院　糖尿病・代謝・内分泌センター　疾患栄養治療センター

矢部 大介　岩崎 真宏　清野　裕

서론

　인크레틴은 식사 유래 영양소에 반응하여 위장관에서 분비되어 혈당 의존적으로 인슐린 분비를 촉진하는 호르몬의 총칭이며 GIP와 GLP-1이 알려져 있다.[1],[2] GIP와 GLP-1은 모두 다양한 영양소에 의해 분비 조절을 받으므로 인크레틴에 근거한 치료제 중에서 특히 인크레틴 분해를 억제하여 혈당 강하 작용을 나타내는 DPP-4 저해제는 일상적으로 섭취하는 식사 내용에 따라 영향을 받을 가능성이 있다. 또 인크레틴의 표적 장기인 췌장 β세포의 인슐린 분비는 포도당뿐 아니라 혈중 아미노산이나 지방산에 의해 영향을 받으므로 DPP-4 저해제에 더해 GLP-1 수용체 작용제의 혈당 강하 작용도 식사 내용을 조절하여 효과를 증가시킬 가능성이 있다. 여기서는 영양소에 의한 인크레틴 분비 조절을 설명하여 DPP-4 저해제의 효과를 최대한으로 나타낼 식사 요법의 가능성에 대해 알아본다.

1

영양소에 의한 인크레틴 분비 조절

GIP는 십이지장 및 공장을 중심으로 한 상부 위장관에 있는 K세포에서 분비되며, GLP-1은 주로 하부 위장관에 존재하는 L세포에서 분비된다.[3] K세포와 L세포는 위장관 상피에 존재하는 개방형 내분비 세포의 일종이며, 가늘고 긴 돌기를 위장관 내강에 돌출시켜 장관으로 들어 온 영양소를 감지하여 호르몬을 분비한다. 기초 연구를 통해 영양소에 의한 인크레틴 분비 촉진의 분자 기전이 밝혀지고 있다.[3]

(1) 당질에 의한 인크레틴 분비 제어

식사의 당질은 단당류, 이당류나 그 외 올리고당, 다당류로 섭취되고, 타액 및 췌장액의 아밀라제에 의해 다당류로부터 이당류 및 올리고당으로 분해되며 소장의 미세융모에 존재하는 α-글루코시다제에 의해 단당류로 분해된다. 포도당은 단당류 중에서 가장 강력하게 GIP 및 GLP-1 분비를 촉진하는 것이 알려졌으며, 포도당 용액 부하 후 신속하게 GIP 및 GLP-1의 말초 혈중 농도 상승이 일어난다. SGLT-1을 통한 단당류와 Na^+의 유입은 세포 내에서 당 대사 없이 인크레틴 분비를 촉진하는 기전이 있는 것으로 생각된다.[3] α-글루코시다제를 경쟁적으로 저해하여 이당류의 단당류 분해를 억제하는 α-글루코시다제 저해제는 GIP 분비를 억제하고, GLP-1 분비는 촉진하는 것으로 알려졌다. 이것은 α-글루코시다제 저해제에 의한 포도당 흡수 부위가 GIP를 분비하는 K세포보다 GLP-1을 분비하는 L세포가 많은 하부 소장으로 당질이 이동한 결과라고 생각하면 이해하기 쉽고, SGLT-1을 통한 단당류 유입이 인크레틴 분비 촉진에 필요하다는 사실과도 일치한다.

최근 당질에 의한 인크레틴 분비 촉진 작용에 대해 감미 수용체 신호가 주목받고 있다. 실험동물에서 감미 수용체 신호를 차단하면 포도당에 의한 GLP-1 분비 촉진이 현저히 저하되며, 배양 세포에서 감미료 수크랄로스가 GIP나 GLP-1 분비를 촉진한다는 보고가 있다. 그러나 사람에서는 수크랄로스에 의한 인크레틴 분비 촉진은 없어 감미 수용체를 통한 GLP-1 분비 촉진에 대해서는 회의적이다.

(2) 지방질에 의한 인크레틴 분비 제어

지방질은 당질과 동일하게 GIP 및 GLP-1 분비를 강력히 촉진한다. 식사 중의 지방질은 단순 지방질, 복합 지방질, 유도 지방질 등으로 구분되나, 대부분은 단순 지방질로 분류되는 중성지방으로 섭취된다. 섭취된 지방질은 담즙에 들어있는 담즙산에 의해 미셀화 되고 췌장 리파제에 의해 지방산과 글리세롤로 분해되어 소장 융모 상피세포에서 흡수된다. 췌장 리파제 저해제를 사용한 연구에서 지방질에 의한 인크레틴 분비 촉진에 지방산의 분해가 중요하다고 알려져 있다.[3] 지방산에 의한 인크레틴 분비 자극은 L세포나 K세포에서 발현하는 G 단백공역 수용체를 통한다. 지방산 중에서도 장쇄지방산이 단쇄나 중쇄지방산보다 GLP-1 분비 촉진 작용이 강하며, 장쇄지방산에 의한 GLP-1 분비 자극에는 G 단백공역 수용체 GPR40 및 GPR120가 중요한 역할을 담당하는 것도 알려졌다. 지방산 이외에도 올레오일에탄올아미드나 리조포스파티딜콜린 등의 지방질이 GPR119를 통해 인크레틴 분비를 촉진한다.[3]

(3) 당질 및 지방질 이외의 인크레틴 분비 제어

단백질에 의한 인크레틴 분비 자극은 당질이나 지방질에 비해 미약하나, 단백질과 지방질을 같은 칼로리로 섭취하여 인크레틴 분비를 비교한 연구에서는 아직 일치된 견해가 없다.[3] 단백질은 펩신에 의해 분해되고 췌장 효소에 의해 아미노산이나 저분자 펩티드가 되어 소장 점막 세포 내에서 아미노산으로 분해된다. 장관 내분비 세포주를 이용한 연구에서 글루타민이 세포 내 Ca^{2+} 및 세포 내 cAMP 상승을 통해 GLP-1 분비를 촉진하는 것으로 알려졌다. 실제로 사람에서 글루타민 경구 투여가 GLP-1 분비를 촉진하였다. 유청 단백질(우유에서 카제인과 유지방을 제외한 것)은 GLP-1 분비를 촉진하며, 당질 섭취 후 인슐린 분비 촉진과 혈당 상승을 유의하게 억제하였다. 유청 단백질이 GLP-1 분비를 촉진하는 기전은 명확하지 않지만, 당뇨병 환자의 식사 요법에 대한 유용성 측면에서 관심 받고 있다.

식이섬유의 인크레틴 분비 작용에 대한 연구도 진행되고 있다. 식이섬유가 많은 식사를 1년간 섭취한 정상인에서 장내 세균총의 변화로 낙산이나 프로피온산 등의 단쇄지방산이 생산되어 이것이 GPR41이나 GPR43 등의 G 단백공역 수용체를 통해 GLP-1 분비를 촉진할 가능성이 시사되었다.[3] 식이섬유와는 다르지만, 프락토 올리고당을 장기간 섭취한 마우스에서 장내 세균총 변화에 의해 L세포 수 증가와 GLP-1 분비 촉진이 보고되어 향후 장내 세균총과 인크레틴 분비에 대한 연구가 필요하다. 최근 D-키시로스 부하가 인크레틴 분비를 촉진하고 위 배출을 늦추어 식후 혈당 상승을 억제하는 것도 알려져 당뇨병의 식사 요법으로 주목받고 있다.

2

DPP-4 저해제의 혈당 강하 작용과 식사 요법

인크레틴은 다양한 영양소에 의해 자극되어 위장관 내분비 세포에서 분비된다. 따라서 분비된 인크레틴의 분해를 저해하여 혈당 강하 작용을 나타내는 DPP-4 저해제의 치료 효과는 일상적으로 섭취하는 식사 내용에 따라 크게 영향을 받을 것으로 생각할 수 있다.

예를 들어 인크레틴 분비는 당질이나 지방질, 단백질에 반응하여 촉진되며, 3대 영양소를 모두 섭취하면 인크레틴 효과가 최대한으로 높아지는 것이 알려졌다.[4] 따라서 DPP-4 저해제의 효과를 높이기 위해서는 균형 잡힌 식사 섭취가 중요하다. 또한 DPP-4 저해제를 시작한 2형 당뇨병 환자의 식사 내용을 조사한 결과 어류 섭취량이 많으면 HbA1c개선 효과가 컸다(그림).[5] 이 환자들은 식사 요법을 준수하고 있었으며, 총 칼로리 섭취량이나 3대 영양소의 균형에 큰 문제가 없었으나, 비교적 균형이 좋은 식사에도 식품 선택의 차이에 따라 DPP-4 저해제의 혈당 강하 작용에 영향을 주는 것으로 측정된다. 어류 섭취에 의한 DPP-4 저해제의 혈당 강하 작용 증가 기전으로, 동일한 인크레틴 관련제인 GLP-1 수용체 작용제(혈중 GLP-1 농도를 크게 올린다)에서는 같은 결과가 나타내지 않아 어류에 포함된 영양소가 소장의 인크레틴 분비를 촉진한 것으로 생각할 수 있다.

또한 당질(쌀밥)을 먹기 전에 어류(고등어 조림) 섭취가 GLP-1 분비를 촉진하여 당질 섭취 후 혈당 상승이 유의하게 억제되는 것도 알려졌다. 인크레틴 분비를 촉진하는 유청 단백질을 당질 전에 섭취해도 혈당 상승이 유의하게 억제되었다는 보고가 있다.[6]

따라서 양질의 지방질이나 단백질이 많은 식품을 당질 식품 전에 섭취하면 DPP-4 저해제의 효과가 높아진다고 생각할 수 있다. 채소 등 식이섬유가 많은 식품 섭취 후에 당질을 섭취하여 식후 혈당 상승이 유의하게 억제된다는 보고도 있어 향후 당뇨병 식사 요법에서 섭취량과 균형에 더해 먹는 순서에 대한 교육도 필요하다고 생각할 수 있다.

한편 고지방식 부하 동물에서 GIP가 지방세포의 GIP 수용체를 통해 비만을 조장하는 것으로 알려졌다(일반식에는 GIP 수용체를 통한 비만 유도는 일어나지 않는다).[7] 최근 비만 환자의 지방세포에서 DPP-4가 분비되어 인슐린 감수성을 저하시키는 것이 알려졌다.[8] 실제로 DPP-4 저해제에 의한 HbA1c 강하 작용과 BMI 사이에 음의 상관 관계가 보고되었다.[9]-[11] 또한 DPP-4 저해제를 시작하고 일정 기간 후에

그림 어류 섭취와 DPP-4 억제제에 의한 HbA1c 저하 작용

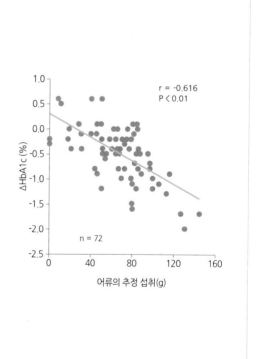

	β	p
성별	0.065	0.621
연령(세)	0.103	0.583
추정 유병 기간(년)	0.119	0.402
기저 HbA1c	-0.451	< 0.01
BMI	0.100	0.474
곡류	0.132	0.328
감자류	0.077	0.592
사탕, 감미료	0.109	0.414
콩류	0.262	0.075
종자류	-0.067	0.694
채소	0.160	0.391
과일	0.014	0.940
버섯류	0.109	0.476
해초류	-0.031	0.842
어패류	-0.475	< 0.01
육류	-0.297	0.077
달걀	0.057	0.720
우유	-0.343	< 0.05
지방류	-0.002	0.990
과자류	0.230	0.104
음료	-0.120	0.393

HbA1c 강하 작용이 감소하는 증례에서 경도의 체중 증가를 특징으로 하는 것이 알려졌다.[12), 13)] 따라서 지방질 함량이 많은 식사를 일상적으로 섭취하는 환자는 DPP-4 저해제 효과가 충분히 발휘되지 않을 가능성이 있으며, DPP-4 저해제 효과를 지속시키려면 식사 요법에 대한 정기적 개입이 필요할 수 있다.

인크레틴 작용에 근거한 당뇨병 치료제는 당뇨병 진료를 크게 변화시키고 있다. 일본에서는 DPP-4 저해제 발매 후 불과 3년만에 당뇨병 환자의 반수를 넘는 300만 명 정도가 사용하고 있다. 특히 인슐린 초기 분비 부전이 중요한 아시아인에서 서구인에 비해 인크레틴 관련제의 효과가 좋다는 보고도 있어 향후 아시아인 2형 당뇨병 치료제의 1차 선택이 될 가능성도 있다. 한편 임상 데이터의 축적으로, DPP-4 저해제의 혈당 강하 작용을 유지하려면 당뇨병 치료의 근본인 식사 요법이 다른 약제에 비해 더욱 중요할 수 있음도 인식되었다. 향후 인크레틴 요법의 장기적 유효성이나 안전성의 평가와 함께 유효성을 높이는 식사 요법의 확립이 필요하다.

문헌

1) Ussher JR, Drucker DJ. Cardiovascular biology of the incretin system. Endocr Rev 2012 ; 33 : 187-215.

2) Seino Y, Yabe D. GIP and GLP-1 : Incretin actions beyond pancreas. J Diabet Invest 2013 ; 4 : 108-130.

3) Ezcurra M, Reimann F, Gribble FM, et al. Molecular mechanisms of incretin hormone secretion. Curr Opin Pharmacol 2013 ; 13 : 922-927.

4) Carrel G, Egli L, Tran C, et al. Contributions of fat and protein to the incretin effect of a mixed meal. Am J Clin Nutr 2012 ; 94 : 997-1003.

5) Iwasaki M, Hoshian F, Tsuji T, et al. Predicting efficacy of DPP-4 inhibitors in patients with type 2 diabetes : association of HbA1c reduction with serum eicosapentaenoic acid and docosahexaenoic acid levels. J Diabet Invest 2012 ; 3 : 464-467.

6) Ma J, Bellon M, Wishart JM, et al. Effect of the artificial sweetener, sucralose, on gastric emptying and incretin hormone release in healthy subjects. Am J Physiol Gastrointest Liver Physiol 2009 ; 296 : G735-9.

7) Miyawaki K, Yamada Y, Ban N, et al. Inhibition of gastric inhibitory polypeptide signaling prevents obesity. Nat Med 2002 ; 8 : 738-742.

8) Lamers D, Famulla S, Wronkowitz N, et al. Dipeptidyl peptidase 4 is a novel adipokine potentially linking obesity to the metabolic syndrome. Diabetes 2011 ; 60 : 1917-1925.

9) Kim YG, Hahn S, Oh TJ, et al. Differences in the Glucose-lowering Efficacy of Dipeptidyl Peptidase-4 Inhibitors between Asians and Non-Asians : a systematic review and meta-analysis. Diabetologia 2013 ; 56 : 696-708.

10) Maeda H, Kubota A, Tanaka Y, et al. The safety, efficacy and predictors for HbA1c reduction of sitagliptin in the treatment of Japanese type 2 diabetes. Diabetes Res Clin Pract 2012 ; 95(1) : e20-e22.

문헌

11) Nomiyama T, Akehi Y, Takenoshita H, et al. Contributing factors related to efficacy of the dipeptidyl peptidase-4 inhibitor sitagliptin in Japanese patients with type 2 diabetes. Diabetes Res Clin Pract 2012 ; 95(2) : e27-e28.

12) Kanamori A, Matsuba I. Factors associated with reduced efficacy of sitagliptin therapy : analysis of 93 patients with type 2 diabetes treated for 1.5 years or longer. J Clin Med Res 2013 ; 5 : 217-221.

13) Kubota A, Yabe D, Kanamori A, et al. Factors influencing durability of the glucose-lowering effect of sitagliptin combined with a sulfonylurea. J Diabet Invest, online : 11 FEB 2014, DOI : 10.1111/jdi.12182.

III Practical clinic

인크레틴 관련제와 임상

2. DPP-4 저해제 사용법

岐阜大学大学院医学系研究科内分泌代謝病態学
堀川 幸男　塩谷 真由美　廣田 卓男　飯塚 勝美　諏訪 哲也
橋本 健一　丹羽 啓之　武田　純

서론

　최근의 다양한 임상 연구에 의해 저혈당, 식후 혈당 상승, 체중 증가 등이 심혈관 질환에 관여하는 것이 알려졌다. DPP-4 저해제는 식후에 소장에서 분비되는 인크레틴인 GLP-1과 GIP 분해 효소인 DPP-4의 작용을 저해하는 약이며, 인슐린 분비 촉진 작용이나 글루카곤 분비 억제 작용은 혈당 의존적이다. 따라서 DPP-4 저해제는 식후 혈당 억제 효과에 뛰어나 약제이며 체중 증가나 저혈당은 비교적 드물다.

　유병 기간이 긴 고령 당뇨병 환자는 인슐린 분비 부전 동반이 많아 혈당 관리에 필연적으로 인슐린 병용이 많아진다. 고령자에서 저혈당에 의한 치매 발생 가능성이 알려져 있으며, 최근 당뇨병 환자의 고령화에 따라 저혈당이 없는 보다 안전한 치료법이 우선된다. 혈당 관리가 불충분한 2형 당뇨병에서 경구 혈당강하제와 소량의 인슐린을 병용하는 치료법(basal-supported oral therapy, BOT)을 시행한다. DPP-4 저해제는 혈당 의존성으로 인슐린 분비를 촉진하고, 글루카곤 분비를 억제하므로 공복시 저혈당 위험을 줄이고 혈당 변동을 적게하여 혈당 관리를 기대할 수 있는 BOT에 가장 적합한 병용제로 생각할 수 있다.

　여기서는 여러 종류의 DPP-4 저해제의 특성과 사용법을 비롯하여 인슐린이나 다른 경구 혈당강하제와의 병용에 대해 설명한다.

DPP-4 저해제의 종류와 특징

DPP-4 저해제는 식후 혈당을 저하시켜 단독 사용시 저혈당 위험이 거의 없으며, 신기능 장애나 간기능 장애에서는 감량에 의해 대응 가능하다. 인슐린을 포함하여 병용 가능한 약제가 점차 확대되고 있어 사용하기 쉬운 약제라고 할 수 있다. 따라서 2형 당뇨병 환자의 경구 혈당강하제로 SU제를 제치고 가장 많이 처방되는 약이 되었다. 2014년 4월 현재 일본에서 7종의 DPP-4 저해제가 발매되고 있으며 한국에서는 2015년 6월 현재 제미글립틴을 포함하여 6종의 DPP-4 저해제가 발매되었다. 각각의 화학 구조 차이에 따른 특징이 있다(그림 1).

| 그림 1 | DPP-4 저해제의 구조식 |

〈시타글립틴〉 〈테네리글립틴〉 〈빌다글립틴〉 〈아나글립틴〉 〈알로그글립틴〉 〈삭사글립틴〉 〈리나글립틴〉 〈제미글립틴〉

(1) DPP- 4의 구조와 기질의 절단

DPP-4는 세린프로테아제이다. 세린프로테아제는 세린기를 활성 부위에 가지고 있는 엔도펩티다제이며, 촉매의 주역이 되는 세린기, 직접 보조하는 히스티딘기, 간접 보조하는 아스파라긴산기 등 3개의 촉매 관능기(catalytic triad)로 이루어져 있다. 세린의 OH기가 기질 펩티드 결합의 카르보닐 탄소를 공격하여 정사면체형 중간체를 만들어 기질 아민 성분을 방출하는 동시에 아실형 중간체 그 다음에 물 분자와 정사면체형 중간체를 만들고 마지막으로 카보닐 성분이 떨어져 나가는 순서로 반응이 진행된다. 효소 활성 부위의 세부 단위 S1, S2… 등의 명칭은 각각의 세부 단위에 대한 결합 부위이고 저해제의 각 아미노산기는 P1, P2 등으로 부른다(**그림 2**).

DPP-4(**그림 3**)는 호모다이머로 존재하며, 각 세부 단위는 α/β 가수분해 도메인과 8매의 β 프로펠러 도메인으로 구성되어, 이 사이에 약 30~45Å의 공간이 있다. DPP-4 저해제는 이 공간의 작은 포켓에 결합한다. DPP-4와 리간드가 결합된 상태의 결정 구조 분석에서 DPP-4 활성화 부위는 catalytic triad인 Ser630-Asp708-His740, S1 포켓, S2 포켓, S2 확장 부위, N 말단의 아미노산(P2)을 인식하는 Glu205 및 Glu206, 옥시아니온 홀을 형성하는 Tyr547와 Tyr631 등에서 형성되는 것으로 알려졌다. 기질 인식 부위인 S1 포켓은 α/β 가수분해 도메인 중 소수성 방향족 아미노산으로 구성되며(Tyr631, Val656, Trp659, Tyr662, Tyr666, Val711), S2 포켓은 Ser209, Phe357, Arg358로 구성된다.[2)-5)] S2 확장 부위로 Val207, Ser209, Phe357, Arg358도 보고되었다.[6)]

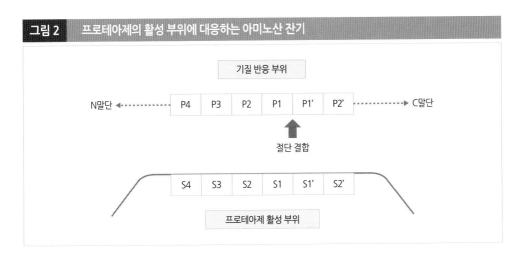

그림 2 프로테아제의 활성 부위에 대응하는 아미노산 잔기

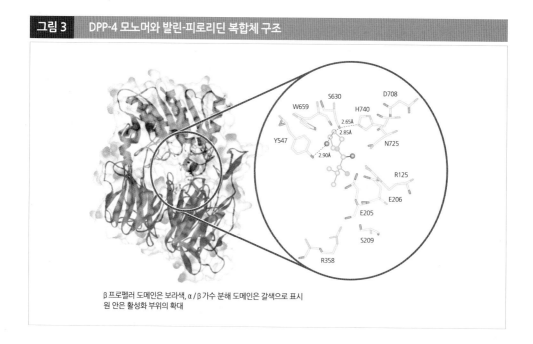

그림 3　DPP-4 모노머와 발린-피로리딘 복합체 구조

β 프로펠러 도메인은 보라색, α / β 가수 분해 도메인은 갈색으로 표시
원 안은 활성화 부위의 확대

(2)　DPP-4 저해제의 개발 경위와 각 약제의 구조적 특징(표 1)

　　현재 임상에서 응용되고 있는 DPP-4 저해제는 구조적 특징으로 크게 2그룹(기질
구조와 유사한 디펩티드형과 비펩티드형)으로 나눌 수 있다. 시타글립틴, 빌다글립
틴, 제미글립틴, 테네리글립틴, 아나글립틴, 삭사글립틴은 디펩디드형이고, 알로글
립틴과 리나글립틴은 비펩티드형이다.

　　DPP-4 저해제 개발은 기질과 비슷한 아미노산 유사체의 최적화로 시작되어,
1996년 Ashworth 등이 2-시아노피로리딘의 강력한 DPP-4 저해 작용을 가진 안정
적 저해제를 보고한 후[7] 급속히 발전했다. 노바티스에서 α-아미노산 시아노피로리
딘 화합물인 빌다글립틴을 개발하였고, MSD는 β-호모페닐알라닌계 화합물에도
저해 활성이 있는 것을 발견하여 시타글립틴이 최초의 DPP-4 저해제로 승인되었
다. LG생명과학에서는 내부적으로 보유한 library화합물의 HTS (high throughput
screening)을 통하여 4-피페리디논 β-호모알라닌 구조를 갖는 화합물이 DPP-4 저해
효과가 있음을 확인한 후, 다양한 SAR (structure-activity relationship)과 X-ray 구조
연구를 통하여 제미글립틴을 발굴하여 국내에 개발된 최초의 당뇨병 신약으로 승인
되었다. 비펩티드형은 정밀 스크리닝에 의해 베링거인겔하임사가 산틴 골격을 기본

표 1	DPP-4 저해제의 특징							
	시타글립틴	빌다글립틴	알로글립틴	리나글립틴	테네리글립틴	아나글립틴	삭사글립틴	제미글립틴
용량·용법	50 mg/1일 1회	50 mg/1일 2회	25 mg/1일 1회	5 mg/1일 1회	20 mg/1일 1회	100 mg/1일 2회	5 mg/1일 1회	50 mg / 1일 1회
$T_{1/2}$(시간) (단회 투여시)	11.4	1.77	17.1	105	20 mg에서 24.2, 40 mg에서 20.8	100 mg으로 2.02, 200 mg으로 1.87	6.5	17.1
혈장에서 DPP-4에 대한 IC_{50}(nmol /L)	12.9	2.7	10	3.6	1.75	5.4	NA (Ki=1.3nmol/L)	6.3
생물학적 활성(%)	87	85	NA	30 (a)	NA	NA	> 74.9	> 63
DPP-4 선택성 DPP-8	48,000	> 253	> 100,000	> 100,000	> 160	25,700	390	9565
DPP-9	> 100,000	> 31.7	> 100,000	> 100,000	> 160	17,000	75	3412
대사 (비변화체 비율)	대사없음	투여 48시간 후 25.7%	대사없음	대사 없음	투여 72시간 후 71.1%	투여 12시간 후 66.0%	투여 8시간 후 25.5%	투여 24시간 후 24.1%
대사 효소	극히 일부 CYP3A4, CYP2C8	아미노기 가수 분해	CYP2D6	CYP3A4	CYP3A4, FMO1, FMO3	DPP-4, 가수 분해	CYP3A4 / 5	CYP3A4
대사물의 활성	없음	없음	있음 (M-I)	없음	있음 (M1)	없음	있음 (BMS-510849)	있음
주요 대사 경로	소변	소변	소변	대변	소변과 대변	소변	소변	소변과 대변
신장애에 대한 투여	중등도 25 mg 중증 12.5 mg	중등도 이상 50 mg	중등도 12.5 mg 중증 6.25 mg	감량없음	증량에 신중	중증도 이상 100 mg/1일 1회	중등도 이상 2.5 mg	감량없음
간경화에 대한 투여	중등도 감량없음	중등도 금기	중등도 감량없음	감량없음	중등도 감량없음	감량 없음	감량 없음	중등도 감량없음
12주 후 HbA1c 감소 값(%)	-0.71	-0.99	-0.77	-0.49	20 mg으로 -0.8, 40 mg으로 -0.91	100 mg/1일 2회에서 -0.75, 200 mg/1일 2회에서 -0.82	-0.9	-0.98
기타	디곡신 병용주의	ACE 억제제 병용주의	간질성 폐렴		QT 연장	디곡신 병용주의	CYP3A4/5 저해제 병용주의	

으로 한 리나글립틴을, 미국 Syrrx 사(현 타케다 캘리포니아 주식회사)도 정밀 스크리닝에 SBDD (structure-based drug design)라는 방법으로 피리미딘디온 유도체인 알로글립틴을 개발하였다. DPP-4 저해제의 작용에 대한 지식은 계속 급속히 축적되고 있다.

a. 시타글립틴

2006년 세계에서 처음으로 DPP-4 저해제로 승인되어 전세계 약 120개 국가에서 사용되고 있다. 구조적으로 트리플루오르페닐기가 S1 포켓에 결합하여 β 아미노기가 Glu205, Glu206와 4개의 수소결합을 만들고, 또 카르보닐기가 Tyr547와 수소결합을 만든다. DPP-4에 대한 저해 활성(IC_{50}) 시험에서 시타글립틴은 리나글립틴 다음으로 강력했다(19nM)는 보고가 있다.[8] *in vitro* 실험에서 DPP-4와 같은 프로테아제 계열에 속하는 DPP-8, DPP-9에 대한 저해 활성은 낮고, 알로글립틴, 리나글립틴, 아나글립틴과 같은 DPP-4에 대한 선택성이 높다. 이 약제 50 mg의 1회 경구 투여시 혈중 농도 반감기는 11.4시간이며, 24시간 후 혈중 DPP-4 활성 저해율은 92%

이다. 따라서 1일 1회 복용한다. 생물학적 이용율은 약 87%로 보고되어 DPP-4 저해제 중에서 가장 높으며, 간의 초회 통과 효과는 적다. 체내에서 거의 대사되지 않고 미변화체로 배설되나, 일부는 CYP3A4 및 CYP2C8에 의해 대사된다. 주로 신장으로 배설되므로 중등도 이상의 신기능 장애에서는 신중히 투여하며, 중등도의 신기능 장애에서는 25 mg, 중증 신기능 장애 및 투석하는 말기 신부전에서는 12.5 mg으로 감량한다. 중등도까지의 간장애에는 감량이 필요하지 않다. 임상시험에서 50 mg 1일 1회 투여 12주 후 HbA1c 0.71% 저하가 보고되었다.[9), 10)]

<table>
<tr><td>b.</td><td>빌다글립틴</td></tr>
</table>

1998년 스위스의 노바티스제약에서 개발되어 현재 세계 120개국에서 승인되었다. 2-시아노피로리딘의 시아노기가 Ser630의 수산기와 공유결합을 만들고, 아다만틸기가 S2 포켓에 결합하여 분자 내 환상화를 억제하여 화학적 안정성을 높인다. 아다만틸기의 OH기가 간에서 급격한 산화적 분해를 막아 혈중 미변화체 농도 유지에 관여한다.[11)] DPP-4 저해는 삭사글립틴과 동일하게 2단계 과정을 밟는다. 즉 DPP-4와 빌다글립틴은 공유결합에 의해 비가역성 복합체를 형성하며, 결합과 해리가 늦어 DPP-4는 활성형과 비활성형 사이에 서서히 평형 상태에 도달하며 체순환에서 약제가 소실된 후에도 효과가 지속한다.[12)] 따라서 반감기에서 예상되는 시간 보다 DPP-4 저해 효과가 오래 지속된다. 1회 투여시 반감기는 50 mg에서 1.77시간이나, 50 mg을 1일 2회 반복 투여하면 혈장 DPP-4 활성의 90%를 넘는 저해가 24시간 지속된다. 절대적 생물학적 이용율은 85%로 양호하다. 빌다글립틴은 CYP의 대사를 거의 받지 않고, 사람에서 주요 대사 경로는 시아노기의 가수분해이며 대사물의 활성은 없다. 주된 배설 경로는 소변이다. 임상시험 결과에서 신기능이 정상인 환자와 경도의 신기능 장애가 있는 환자에서 양호한 내인성과 안전성이 확인되었으나 중등도 이상의 신기능 장애가 있는 환자 또는 투석 중인 말기 신부전 환자에서는 사용 경험이 적어 신중한 투여가 필요하다. 중등도 이상의 신기능 장애가 있는 환자 또는 투석 중인 말기 신부전 환자는 50 mg 1일 1회 투여가 바람직하다. 또 시판 후 조사에서 중증 간기능 장애가 보고되어 중증 간기능 장애에서는 금기이며, 경도~중등도의 간기능 장애 환자에는 신중히 투여하며 50 mg 1일 1회 투여가 바람직하다. 임상 시험에서 50 mg 1일 2 회 투여하여 12주 후 HbA1c 0.99% 저하가 보고되었다.[13)]

c. 알로글립틴

미국 Syrrx 사(현 타케다 캘리포니아 주식회사)는 2002년 DPP-4의 입체 구조를 규명하여, 단백질의 입체 구조 정보에 근거한 약제 설계(SBDD)에 의해 후보 화합물을 제작했고, 2010년 일본에서 판매가 승인되었다. 알로글립틴과 DPP-4의 결합에 4부위의 상호작용(쿼트로바인딩)이 보고되었다. 우선 시아노벤질기가 S1 포켓에 들어가서 시아노기와 Arg125 사이에 수소결합이 형성된다. 아미노피페라딘기는 Glu205, Glu206과 염기 결합을 형성한다. 또한 Tyr631 사이에도 수소결합이 형성되어 헤테로고리가 Tyr547 사이에 π스택킹을 만든다.[14] 알로글립틴은 DPP-4에 대한 선택성이 높아 유사 효소인 DPP-8, DPP-9, DPP-2, PREP, FAP, 트립타제에는 저해 활성을 나타내지 않는다. 대사는 거의 일어나지 않으며, 혈장 방사 활성 측정에서 약 87%는 원래 화합물이며, 주된 대사물인 M1의 인체 혈청의 AUC는 알로글립틴의 약 0.8~2.6%이다. 배설 경로는 주로 소변이며 미변화체로 배설된다. 중등도 이상의 신기능 장애에서는 12.5 mg을 1일 1회, 중증 신기능 장애 및 말기 신부전에서는 6.25 mg을 1일 1회 투여한다. 간장애에서 중등도의 간장애까지는 감량이 필요하지 않다. 임상 시험에서 25 mg 1일 1회 투여하여 12주 후 HbA1c 0.77% 저하가 보고되었다.[15]

d. 리나글립틴

독일 베링거인겔하임 사에서 개발된 산틴 골격 구조를 가진 약제이다. 2011년 미국, 일본, 유럽에서 승인되었다. 피페리딘 고리의 아미노기 및 산틴 고리의 C6 카르보닐기를 통해 DPP-4의 Glu205, Glu206, Tyr662, Tyr631과 수소결합을 4개 만든다. 또한 산틴 고리 및 키나졸린 고리를 통해 DPP-4의 방향족 아미노산기와 스택킹 상호작용을 형성한다.[16] DPP-4에 대한 저해 활성(IC_{50}) 조사에서 유사제에 비해 강력했다.[8] 극히 일부가 CYP3A4에 의해 대사되므로 같이 투여하는 다른 약제의 대사에는 거의 영향이 없다. 이 약제의 특징은 담즙 배설이며, 신장 배설은 약 5%에 불과하다. 이것은 리나글립틴이 혈중 DPP-4와 강력한 결합으로 존재하여 사구체에서 여과되지 않기 때문이라고 생각하고 있다.[17] 따라서 다른 DPP-4 저해제와 달리 경도의 신기능 저하~말기 신부전 증례까지 감량할 필요가 없다. 간기능 장애에서도 감량 필요는 없다. 임상 시험에서 5 mg을 1일 1회 투여하여 12주 후 HbA1c 0.49% 저하가 보고되었다.[18]

e. 테네리글립틴

타나베미츠비시 제약사가 개발한 DPP-4 저해제다. 2012년 일본에서 판매 승인을 얻있다. 연속된 5개의 고리를 가지는 구조("J-shaped" 구조)이며, S1 부위에 티아졸리딘디온환 결합, 프로린의 아미노기는 Glu205와 Glu206에 이온성 상호작용, 피라졸환은 Phe357의 측쇄와 π-π 상호작용, 피페라진환은 Phe357과 CH-π 상호작용을 형성한다. 또한 피라졸 환의 페닐기가 S2 확장 부위의 Val207 및 Arg358과 상호작용하여 DPP-4에 대한 선택성에 관여한다.[19] 테네리글립틴은 일부가 대사되며, 주로 CYP3A4, 프라빈 모노옥시게나제(FMO1 및 FMO3)가 관여한다. 대사물인 M1은 약한 DPP-4 저해 활성을 가진다. 배설 경로는 신 배설과 담즙 배설이 거의 반반이다. 신기능 장애(투석 예 포함), 간기능 장애에서 용량을 조절할 필요는 없다. 다만 고도의 간기능 장애에는 신중히 투여한다. 임상 시험에서 1일 1회 투여하여 12주 후 HbA1c는 20 mg 복용에서 0.80%, 40 mg 복용에서 0.91% 저하가 보고 되었다.[20]

f. 아나글립틴

㈜산와 화학연구소에서 제조된 DPP-4 저해제로 2012년 판매 승인을 얻었다. 빌다글립틴, 삭사글립틴과 비슷한 시아노피로리진 화합물이다. DPP-4에 대한 IC_{50}을 1로 하는 DPP-4 유사 효소이다. DPP-8, DPP-9, DPP-2, FAP에 대한 IC_{50}는 각각 25,700, 17,000, 53,500, 22,000으로 높아 DPP-4에 대해 좋은 선택성을 가진다. 대사는 빌다글립틴처럼 CYP 비의존적으로 가수분해되며 대사물의 활성은 없다. 배설은 주로 소변이며, ^{14}C로 표지한 약제 100 mg을 1회 투여 후 168시간까지 소변으로 73.20%, 대변으로 24.98% 배설되었다. 신기능 장애에 투여하는 경우 중증 이상의 기능 장애 환자는 일반 용량의 반으로 감량이 필요하다. 간장애에서 중등도 간장애까지는 감량이 필요하지 않다. 임상 시험에서 12주 투여 후 HbA1c는 100 mg 1일 2회에서 0.75%, 200 mg 1일 2회에서 0.82% 저하되었다.[21] 또한 혈청 지질에 대한 작용으로 LDL-C, TG가 개선되었다고 보고되었다.[22]

g. 삭사글립틴

브리스톨·마이어스·스큅사가 개발하여 2009년 미국에서 승인 후 현재 세계 84개국 이상에서 사용되고 있다. 시아노피로리딘 화합물이며 Ser630의 수산기와 공유결합을 형성하고, 피로리딘 고리에 시클로프로필기를 도입하여 분자 내 고리 형성을 감소시키고, 아다만틸기 위치도 변화시켜 혈중 지속성을 개선했다.[23] 따라서 1일 1회 복용이 가능하다. 생물학적 이용율은 74.9% 이상으로 높다. 대사 경로는 간의 CYP3A4/5에 의해 대사되며 주된 대사물인 BMS 510849는 삭사글립틴의 약 50% 활성을 가진다. 따라서 CYP3A4/5 저해 작용을 가진 약제(이트라코나졸 등)와 병용하는 경우에는 이 약제를 감량할 필요가 있다. 배설 경로는 주로 소변이며, ^{14}C 표지 약제 50 mg 1회 투여 후 168시간까지 소변으로 75%, 대변으로 22% 배설 되었다. 신기능 장애에 투여 시 중등도 이상의 신기능 장애는 2.5 mg으로 감량이 필요하다. 간기능 장애에서 감량은 필요하지 않다. 임상 시험에서 5 mg을 12주 투여 후 HbA1c 0.9% 저하가 보고되었다.[24]

h. 제미글립틴

　4-피페리디논 β-호모알라닌 구조를 갖는 화합물 구조이며 DPP-4 효소의 활성부위와 5개의 수소결합을 만든다. 특히, 구조적으로 특이한 피페리돈 4번 위치의 불소는 S1 부위의 Tyr631번, Tyr666과 Tyr662와 상호작용하여 결합하며, 피리미디노피페리딘 그룹은 S2 확장 부위의 Phe357과 π스택킹을 형성하고, 트리플로로메틸 그룹은 같은 부위의 Tyr585, Arg358, Ser209, Val207과 결합한다. 제미글립틴은 이런 결합으로 DPP-4에 대한 우수한 저해효과를 보이며, DPP-8, DPP-9, DPP-2, FAP, 트립타제 등에 선택성이 있다. 대사 경로는 CYP3A4에 의한 대사, 신배설 및 담즙 배설이 일정 부분을 차지하여 특정 대사 경로에 이상이 있어도 다른 경로를 통해 전체 소실이 유지되는 균형 소실(balanced elimination)을 나타낸다. 결과적으로 투석을 포함한 신기능 장애에서 용량 조절 필요가 없으며, 중등도의 간장애 까지는 감량이 필요하지 않다. 임상 시험에서 50 mg 1일 1회 단독 투여에서 12주에 HbA1c가 기저치 대비 0.98% 저하 되었다.

　최근 아시아인은 다른 인종보다 DPP-4 저해제의 효과가 크다고 보고되어 향후 DPP-4 저해제 사용은 더욱 증가할 것으로 예상된다.[25] 어느 약제나 인크레틴 작용은 공통이지만, 구조식의 차이에 의해 각각 다른 특징을 가지는 것을 이해하여 환자에게 맞은 약제를 선택하는 것이 중요하다. DPP-4 저해제는 사용력이 짧은 새로운 약제라는 것을 인식하여 새로운 부작용 정보 취득에 노력하는 동시에 새로운 유효작용 보고에도 주목할 필요가 있다.

2

DPP-4 저해제의 췌외 작용(인크레틴 작용 이외)

DPP-4 저해제 처방의 주된 목적은 혈당 강하 작용의 기대이지만, 그 이외의 작용도 많이 보고되어 향후 임상 응용이 기대되고 있다.

췌외 작용으로는 2장에서 설명한 GLP-1과 GIP의 2개 인크레틴 작용 이외의 호르몬 작용 증가에 의한 것을 들 수 있다. 인크레틴 수용체는 췌장 β세포뿐 아니라 다양한 장기에 발현하고 있기 때문에 다양한 췌외 작용이 생각되고 있다. 또한 DPP-4는 림프구 세포 표면에 존재하는 CD26이며, 펩티다제 이외의 기능도 가지고 있어[27] 인크레틴 수용체를 가진 장기뿐 아니라 대사, 면역, 신경계 등 전신에 대한 영향이 예상된다(표 2).

표 2 DPP-4가 관여하는 기질과 존재 부위

	기질
심장	GLP-1 (9-36) GLP-1 (7-36) GLP-2 SDF-1α BNP PYY (1-36) NPY (1-36)
신장	GLP-1 (7-36) SDF-1α BNP PYY (1-36) GLP-1 (9-36) GLP-1 (7-36)
혈관	GLP-2 SDF-1α BNP PYY (3-36) NPY (3-36)
지방세포	GIP PYY (1-36) PYY (3-36) NPY (1-36) NPY (3-36
면역계	MCP-1,2,3 SDF-1α/β IP-10 등
신경계	Substance P Bradykinin NPY 등

(1) 심장에 대한 작용

2장에서 설명한대로 GLP-1 수용체의 심근세포 발현이 확인되었으며, 급성 심근 경색 환자에서 관상동맥 성형술 후에 GLP-1을 투여하여 술후 좌심실 기능 저하가 억제되어 LVEF (left ventricular ejection fraction)을 유의하게 개선했다는 보고나,[30] 만성 심부전 환자에서 GLP-1 투여에 의해 좌심실 수축능뿐 아니라 QOL도 개선되었다는 보고[31]가 있다. 또한 급성 심근경색 환자에게 GLP-1 투여에 의한 심근의 경색 괴사 범위가 감소한다는 보고[32]도 있어 인크레틴에 의한 심근 보호 작용이 시사되고 있다. 이런 소견으로 DPP-4 저해제 투여에 의한 GLP-1 작용 증가가 심혈관 질환에 의한 리모델링을 억제할 가능성을 생각할 수 있다. 실제로 관상동맥질환 환자에게 DPP-4 저해제 시타글립틴을 투여하여 허혈성 심근 장애를 억제하는 효과가 보고되었다.[31]

DPP-4에는 인크레틴 이외에 SDF-1α (stromal cell-derived factor-1 α)를 분해하는 기능이 알려져 있다. SDF-1α는 혈관내피 전구세포의 동원·유주 촉진 작용이나 혈관내피 회복, 심근 보호 작용이 있으며 DPP-4 저해에 의해 SDF-1α의 작용을 증가할 가능성이 있다. 실제로 2형 당뇨병 환자에게 시타글립틴 투여하여 혈관내피 전구세포 증가가 확인되었다.[34] 이런 소견에서 DPP-4 저해제는 인크레틴을 통하지 않는, 또 GLP-1 수용체 작용제와 다른 관점에서 심혈관 질환 발생이나 리모델링을 억제할 가능성이 기대되고 있다. 최근의 메타분석에서 DPP-4 저해제를 투여한 군에서 대조군에 비해 심혈관 질환이 52% 억제되었다.[35]

(2) 혈관에 대한 작용

앞에서 설명한 심장에 대한 작용이외에 동맥경화 억제 작용도 혈당 강하와 독립된 작용이라는 보고가 있다. 2장에서 설명했듯이 GLP-1 수용체의 혈관내피세포 발현이 확인되었으며, GLP-1 작용이 동맥경화 촉진 인자인 PAI-1 (plasminogen activator inhibitor type-1)을 억제하고,[36] AGEs (advanced glycation end products)에 의해 유도되는 혈관내피 장애를 보호하는 것[37]이 알려졌다. 사람에서 GLP-1은 산화스트레스 억제 작용이 있으며, 혈관내피 기능을 개선시킨다.[38] 또한 GLP-1은 혈관평활근의 증식 억제나 마크로파지에 대해 항염증 작용을 가지는 것도 알려졌다. 게

다가 GLP-1 수용체는 신장에 발현하여 Na 배설 증가 작용[39]에 의한 혈압 저하 효과를 통해 동맥 경화를 억제할 가능성이 있다. 이러한 GLP-1 작용을 DPP-4 저해제가 증가시키는 것이다.

DPP-4 저해제에 의한 혈관내피 회복 작용뿐 아니라, 시타글립틴에 의한 혈압 저하 작용이나[40] 지질 대사 개선 작용[41]도 보고되어 동맥경화 억제에 관여할 것으로 생각된다. 지방세포에서 분비된 DPP-4 자체가 혈관 평활근 세포의 증식 작용을 저해하며,[42] DPP-4 저해제가 LDL 수용체 결손 마우스에서 동맥경화 진행을 억제시키는 것이 보고되었다.

(3) 뼈에 대한 작용

당뇨병 환자의 골절 위험 증가는 이전부터 알려져 있다. 향후 당뇨병 환자의 증가와 고령사회가 되면서 골절 예방은 QOL을 좌우하는 문제가 되고 있다. 최근 인크레틴이 골대사에 유리하게 작용하는 것이 알려져 DPP-4 저해제도 골절 예방의 일부를 담당할 가능성이 있다.

2장에서 설명했듯이 조골세포에는 GIP 수용체는 발현하고 있으나 GLP-1 수용체는 발현되지 않는다. 이것이 GLP-1 수용체 작용제에는 없는 DPP-4 저해제 특유의 골대사 작용을 나타낼 가능성이 있다. GIP는 조골세포에 작용하여 세포 내 cAMP를 상승시켜 세포자멸사를 억제할 수 있다.[44] 이것은 PTH (parathyroid hormone)가 지속적으로 작용하면 골밀도가 저하되지만, 간헐적으로 작용하면 골형성 우위가 되어 골밀도가 증가하는 것과 같다고 생각되고 있다. 실제로 PTH 제제는 골다공증 치료제로 사용되고 있으며, GIP가 식사에 의해 간헐적으로 상승되므로 GIP 작용을 증가시키는 DPP-4 저해제가 향후 골다공증 치료에 응용될 가능성이 있다. 또한 파골세포에도 GIP 수용체가 발현되며, GIP가 PTH에 의한 골흡수 작용을 억제한다는 보고도 있다.[45] 한편 GLP-1 수용체는 조골세포에는 발현되지 않기 때문에 골대사에 어느 정도 관여하는지 불분명한 점이 많다. 그러나 GLP-1 수용체가 갑상선 C세포에서 발현되며 칼시토닌 분비를 통해 골흡수를 억제할 가능성이 있다.[46]

DPP-4 저해제에 의한 임상 연구로 2형 당뇨병 환자에게 DPP-4 저해제를 투여한 군에서 비투여군에 비해 골절 위험성이 약 58% 저하되었다.[47] 향후 새로운 임상 연구에 의한 골대사 작용 규명이 기대된다.

(4) 간에 대한 작용

비알코올성 지방성 간질환(nonalcoholic fatty liver disease, NAFLD)이나 비알 코올성 지방간염(nonalcoholic steatohepatitis, NASH)은 비만이나 내당능장애, 지 질 대사 장애를 배경으로 존재한다. 따라서 인크레틴 관련제의 효과가 기대되며, 식욕 억제, 체중 감소, 인슐린 저항성 개선 작용의 관여를 생각할 수 있으나 간에 대한 직접 작용은 아직 명확하지 않다. 그러나 최근 간세포에서 GLP-1 수용체 발 현이 밝혀져 향후 간에 대한 직접 작용을 통한 NAFLD, NASH 개선 작용 규명이 기대된다.

DPP-4 저해제는 지방 축적 작용이 있는 GIP의 작용을 증가시켜, GLP-1 수용체 작용제에 비해 NAFLD에 대한 치료 효과는 약하다고 생각되나, 최근 NAFLD에서 DPP-4 활성이 높고, 마우스에서 DPP-4 저해로 지방간이 개선되었고,[49] 사람에서 도 시타글립틴에 의한 NASH 개선 보고가 있어[50] DPP-4 저해제 특유의 작용에 의 해 NAFLD, NASH의 치료 효과를 얻을 가능성이 시사되고 있다.

(5) 신경계에 대한 작용

2형 당뇨병에서 허혈성 뇌혈관 장애, 인지 기능 장애와의 관련성은 잘 알려져 있 으며, 그 예방을 위해 저혈당이 없는 엄격한 혈당 조절이나 혈당 변동의 최소화가 중 요하다. 인크레틴 관련제의 등장에 의해 혈당 변동의 최소화에 큰 성과를 올리고 있 다고 생각할 수 있으며, 뇌신경계에 대해서도 혈당 조절과 별개의 작용이 보고되고 있다.

2장에서 설명했듯 GLP-1 및 GIP 수용체는 대뇌피질을 비롯하여 뇌에 광범위하 게 발현되고 있어 직접 작용에 의한 신경 보호 작용이 보고되었다. 실제로 마우스에 서 GLP-1에 의해 뇌경색에 의한 기능 장애 개선 보고[51]나, GIP 수용체 결손에서 학 습 능력 저하 등의 보고[52]가 있다.

현재 GLP-1 수용체 작용제에 의한 알츠하이머병 치료 임상시험이 진행 중이며, 향후 DPP-4 저해제에 의한 신경 보호 작용 증명이 기대된다. 또한 DPP-4는 전술한 SDF-1α나 SP (substance-P), NPY (neuropeptide Y) 등이 기질이므로 DPP-4 저해에 의한 신경 전달물질인 SP나 NPY의 작용 증가를 예상할 수 있다. 실제로 당뇨병 래트에 빌다글립틴 투여로 말초 신경 감각 장애 진행을 저지시켰다는 보고가 있다.[53] 이것은 당뇨병 신경병증에도 DPP-4 저해제가 혈당 강하 작용이나 인크레틴 작용과 독립된 약제 특유의 작용으로 치료제가 될 가능성을 시사하고 있다.

(6) 면역계에 대한 작용

DPP-4는 림프구 세포 표면에 존재하는 CD26으로 알려져 있으며 T 림프구를 자극하여 면역 반응에 관여한다고 생각되고 있다. 따라서 DPP-4 저해제에 의한 다양한 영향을 생각할 수 있으니 임상시험에서 나쁜 영향은 없었다.[54] 그러나 최근 DPP-4 저해제에 의한 것으로 생각되는 류마티스 관절염의 발생과 악화 보고가 있어[55], [56] 향후 추이를 지켜볼 필요가 있다.

DPP-4 저해제는 인크레틴 증가 작용 이외에 다양한 작용이 있을 것으로 기대된다. 특히 부작용 보고도 있어 향후 대규모 임상시험에 의한 데이터 축적이 필요하다. 또한 장기적 사용에 의한 영향도 규명되지 않아 면역계의 관여나 악성 종양에 대한 규명도 필요하다. 향후 DPP-4 저해제의 혈당 강하 작용과 다른 작용이 추가되어 2형 당뇨병 치료에 기여할 것을 기대한다.

3

당뇨병 치료에 DPP-4 저하제의 역할 기대

현재까지 당뇨병의 병태나 치료는 인슐린을 중심으로 설명되어 왔다. 그러나 글루카곤 수용체 녹아웃 마우스 등의 연구를 통해 당뇨병에서 나타나는 고혈당, 글리코겐 고갈, 당신생 증가, 케톤체 증가 등에 글루카곤이 관여된 것이 알려졌다.[57] 놀라운 사실은 인슐린 결핍 상태에서도 글루카곤 작용이 없으면 이런 병태가 마우스에서 나타나지 않았다는 것이다(그림 4). 근육 특이 IRS-1 녹아웃 마우스나, 전신

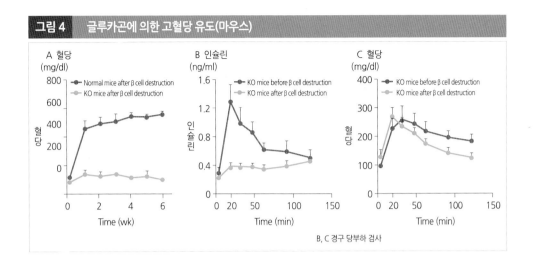

그림 4 글루카곤에 의한 고혈당 유도(마우스)

B, C 경구 당부하 검사

GLUT4 녹아웃 마우스가 정상 내당능을 나타낸 것은 이런 마우스에서 글루카곤 작용이 억제되어 있었기 때문일 가능성이 있다. 종래의 연구 성과와 연결하기 위해 향후 글루카곤에 대한 연구가 기대된다. 한편 대형 동물에서 소마토스타틴으로 인슐린 분비와 글루카곤 분비를 모두 억제하면 급성기에 고혈당이 나타나서 글루카곤 분비 억제만으로 인슐린 결핍을 보상할 수 없다는 것이 시사되고 있다.[58]

(1) 당뇨병 병태에서 글루카곤의 의의

2형 당뇨병에서 공복시 뿐 아니라, 식후에도 글루카곤 분비가 항진되므로 간에서 당 방출이 식후 혈당 관리에 중요한 치료 목표인 것은 의심할 여지가 없다[59](그림 5).

현재까지 글루카곤 억제 작용이 인정된 분자는 인슐린, 소마토스타틴, 아밀린, 렙틴 등이다. 그러나 인슐린 주사 도입이 모든 당뇨병 환자에서 현실적인 것은 아니다. 소마토스타틴은 1형 당뇨병 환자에서 저혈당이나 성장호르몬(growth hormone, GH) 등 다른 호르몬에 대한 영향이 알려져 장기 투여는 곤란하다. 아밀린은 구미에서 사용 실적이 축적되고 있으나 좀 더 많은 향후 데이터 분석이 필요하다.[60] 렙틴은 말초 투여나 척수강내 투여시 글루카곤 억제 결과가 있어 시상하부와 췌장 α세포 모두에 효과가 있다고 생각되나 아직 자세한 것은 불분명하다.[61] 따라서 현시점에서 사용할 수 있는 글루카곤 작용 억제제로 인크레틴 관련제인 DPP-4 저해제가 기대되며, 이는 인

그림 5 　1형 당뇨병에서 혈당과 인슐린, 글루카곤의 관계

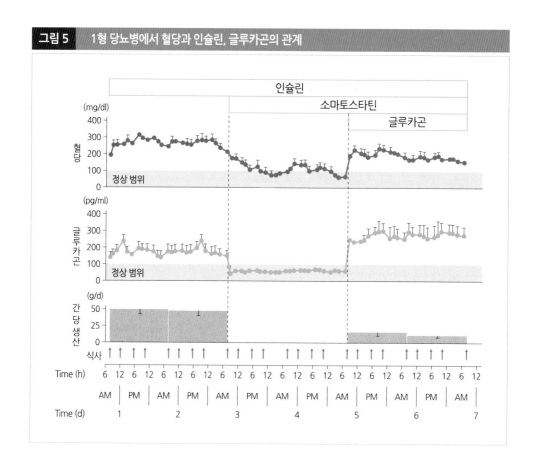

슐린 분비 촉진 작용뿐 아니라 글루카곤 분비 억제 작용에도 중요한 역할을 수행하기 때문이다(그림 6).

(2) 당뇨병 치료에서 저혈당, 체중 증가

당뇨병 치료에 메트포르민, 티아졸리딘디온, SU제, 글리나이드, α-글루코시다제 저해제, 인슐린 등이 사용되고 있으나, 이런 혈당 강하제는 많은 부작용이 있다. 그 중에서도 문제가 되는 것은 저혈당이나 체중 증가이다. DPP-4 저해제의 단독 투여 시 저혈당, 체중 증가는 비교적 적다. GLP-1의 인슐린 분비 촉진 작용이나 글루카곤 분비 억제 작용이 혈당 의존성인 것도 이유의 하나이다. GLP-1의 체중 감소 작용 기 전에는 말초성과 중추성을 생각할 수 있으며, 신경 경로에 의한 식사 섭취량 저하의 단기 효과와 시상하부의 렙틴을 통한 지방량 감소의 장기 효과 모두가 관여하는 것

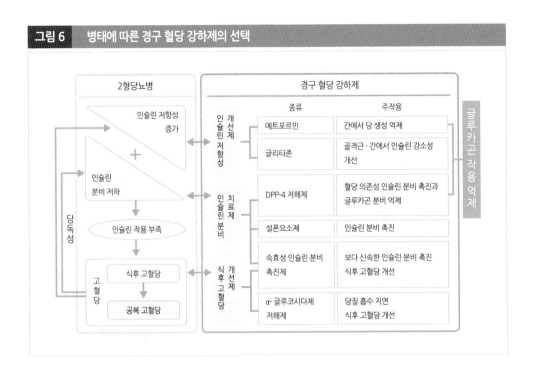

| 그림 6 | 병태에 따른 경구 혈당 강하제의 선택 |

으로 추정되고 있다.[62]

저혈당에 동반하는 혈당 변동폭 증가나 인슐린 존재하에 식사 섭취 과량에 의한 체중 증가는 최근의 대규모 임상 연구 ACCORD (action to control cardiovascular risk in diabetes), VADT (veterans affairs diabetes trial) 등에서 지적된대로 심혈관 질환 발생의 주된 위험 인자가 되므로 주의가 필요하다.[63],[64] 따라서 식후 고혈당 억제가 뛰어나고 저혈당을 일으키기 어려운 혈당 강하제가 바람직하며, 인크레틴 관련제는 이런 조건을 만족하고 있다.

(3)　당뇨병 치료의 실제

구미의 2형 당뇨병 환자는 현저한 비만과 고도의 인슐린 저항성을 특징으로 하는 한편, 아시아인의 2형 당뇨병 환자는 비교적 마른형이며 인슐린 저항성보다 인슐린 분비 부전이 특징이다. 아시아인은 인슐린 분비 예비능이 낮기 때문에 조기부터 췌장 β세포 보호가 중요하며, 가능하면 적은 인슐린 분비를 최대한 보존하여 혈당을 조절하는 것이 좋다. 또한 인슐린 저항성을 개선하여 췌장 β세포를 보호하는 메트포르민, 티아졸리딘디온이 적당하다고 생각할 수 있으나, 이 단계에도 췌장 β세포 보호 작용을 가진 DPP-4 저해제가 그 후보가 될 수 있다. 한편 초기 투약으로 식후 혈당 상승을 억제하여 결과적으로 추가 인슐린 분비를 억제하여 췌장 β세포를 보호하는 방법이 있다. 당뇨병 발생에서 인슐린 초기 분비가 장애되어 지연형이 되므로 식사 유래 포도당 흡수를 늦추어 인슐린 분비에 동조시키면 좋다는 발상에서 α-글루코시다제 저해제가 개발되었다. 그 후 식후 고혈당은 심혈관 질환의 중요 위험 인자로 밝혀져[65] 그 개선의 의의는 더욱 중요하게 되었다. α-글루코시다제 저해제는 GLP-1 증가 효과도 있으며, DPP-4 저해제와의 병용하여 상승효과를 기대할 수 있다.

UKPDS (United Kingdom prospective diabetes study)의 추적 조사에서 조기 중재에 의한 β세포 보호 치료의 중요성이 제창되었다.[66] β세포 보호 효과나 인슐린 저항성 개선 효과는 DPP-4 저해제보다 GLP-1 수용체 작용제에서 현저하나 한편으로 DPP-4 저해제의 다양한 효과도 기대되고 있다. 인슐린 분비 촉진 작용이나 글루카곤 분비 억제 작용이 있으며, 체중 증가나 저혈당이 적은 DPP-4 저해제는[67](그림 7), 심혈관에 직접 효과를 가진 혈당 강하제로서 합병증의 발생과 진행 저지의 관점에서도[38](그림 8), 당뇨병 치료에 대한 새로운 차원을 여는 약이라고 할 수 있다.

그림 7   DPP-4 저해제와 저혈당

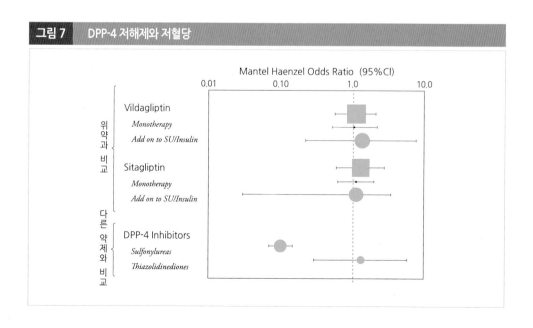

그림 8	DPP-4 저해제와 심혈관 질환

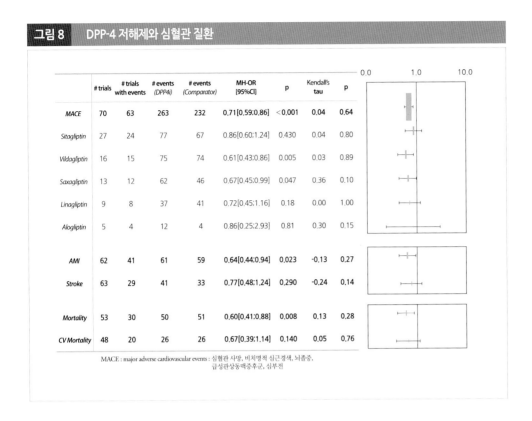

	# trials	# trials with events	# events (DPP4i)	# events (Comparator)	MH-OR [95%CI]	p	Kendall's tau	p
MACE	70	63	263	232	0.71[0.59;0.86]	<0.001	0.04	0.64
Sitagliptin	27	24	77	67	0.86[0.60;1.24]	0.430	0.04	0.80
Vildagliptin	16	15	75	74	0.61[0.43;0.86]	0.005	0.03	0.89
Saxagliptin	13	12	62	46	0.67[0.45;0.99]	0.047	0.36	0.10
Linagliptin	9	8	37	41	0.72[0.45;1.16]	0.18	0.00	1.00
Alogliptin	5	4	12	4	0.86[0.25;2.93]	0.81	0.30	0.15
AMI	62	41	61	59	0.64[0.44;0.94]	0.023	-0.13	0.27
Stroke	63	29	41	33	0.77[0.48;1.24]	0.290	-0.24	0.14
Mortality	53	30	50	51	0.60[0.41;0.88]	0.008	0.13	0.28
CV Mortality	48	20	26	26	0.67[0.39;1.14]	0.140	0.05	0.76

MACE : major adverse cardiovascular events : 심혈관 사망, 비치명적 심근경색, 뇌졸중, 급성관상동맥증후군, 심부전

4

DPP-4 저해제의 처방 요점

DPP-4 저해제는 저혈당이나 체중 증가가 적기 때문에 2형 당뇨병 발생 초기 단일 제로 사용할 수 있을 뿐 아니라 인슐린을 포함한 여러 가지 혈당 강하제와 병용이 가능하여 적응이 넓다. 그러나 ① SU제나 인슐린과의 병용에서 중증 저혈당을 일으킬 수 있으며, ② DPP-4 저해제의 용량 의존성은 제한적이고, ③ 신기능 저하 증례나 고령자에서는 투여에 주의가 필요하며, ④ 병용약에 제한이 있는 경우가 있고, ⑤ 다른 혈당 강하제(메트포르민이나 SU제)에 비해 상대적 고가라는 점에서 DPP-4 저해제 사용에 고려해야 할 요점이 있다.

(1) 투약 시 고려해야 할 요인

DPP-4 저해제 투여 시 다음 점에 대해 유의할 필요가 있다.

a. 보험 진료에서 병용 가능한 약제

보험 진료시 DPP-4 저해제가 모든 혈당 강하제와 병용할 수 있는 것은 아니다. 크게 나누면, 경구 혈당 강하제만과 병용 가능한 약제(아나글립틴, 알로글립틴)와, 인슐린과의 병용도 가능한 약제(시타글립틴, 빌다글립틴, 리나글립틴, 삭사글립틴, 테네리글립틴)의 2군으로 나눌 수 있다(**표 3**). 인슐린 사용 중인 환자에게 추가한다면, 후자에서 선택하여 추가로 적절한 경구약제를 선택한다.

저혈당을 일으키는 SU제와의 병용시에는 저혈당을 예방하기 위해 SU제 감량이 필요하다.

SU제나 메트포르민에 비해 DPP-4 저해제는 고가이다. 저혈당이 적은 장점 때문에 고령자에서 널리 사용하지만, 계속하던 치료의 변경에 따로 경제적 부담도 고려할 필요가 있다. 혈당 조절이 양호한 상태를 유지하고 있으면 감량도 선택사항이 된다.

표 3 각종 DPP-4 억제제의 병용약제

제품	2형 당뇨병	단일제	SU제	메트포르민	α-GI	티아졸리딘디온	글리나이드	인슐린
시타글립틴		○	○	○	○	○		○
빌다글립틴	○							
알로글립틴		○	○	○	○	○		
리나글립틴	○							
아나글립틴		○	○	○	○	○		
테네리글립틴	○							
삭사글립틴	○							

(2014년 일본의 현황)

(* 역자 주 – 2015년 3월 현재 한국에서 출시된 모든 종류의 DPP-4 저해제가 인슐린과 병용 사용 가능)

b.　용량 의존성

　　DPP-4 저해제는 용량 의존성이 적다. 예를 들어 가장 많이 사용되고 있는 시타글립틴의 HbA1c 개선 효과는 투여량을 2배로 증량해도 혈당 강하 작용이 2배가 되지 않는다.[69] 부작용을 막기 위해서도 DPP-4 저해제의 과잉 투여는 피해야 하며, 효과가 불충분하면 ① 식사를 포함한 생활 습관의 재점검, ② 다른 혈당 강하제의 병용 고려, ③ 저항성의 배경 검색, 등이 혈당 개선 효과나 부작용 예방에 중요하다고 생각된다. 또한 개개 환자의 치료 목표치를 유지할 수 있으면 DPP-4 저해제를 포함한 혈당 강하제 투여량을 단계적으로 감량하는 것도 고려한다.

c.　저혈당에 대해

(i) 저혈당 방어 반응 및 주의해야 할 환자

　　저혈당 시 생체의 방어 반응은 ① 글루카곤, ② 교감신경(아드레나린, 노르아드레날린), ③ 성장호르몬, ④ 코르티솔이다.[70] 특히 ①, ②가 저혈당에 대한 반응으로 중요하다. 유병 기간이 긴 환자(고령자)는 ① 및 ②의 저혈당에 대한 반응이 저하되어 있으므로 주의가 필요하다. 저혈당 자각 증상이 나오기 어려운 경우도 있어(무자각성 저혈당) 일상 진료에서 수시 혈당과 HbA1c의 괴리가 없는지 항상 점검할 필요가 있다. 또한 신기능 장애가 있는 환자는 신장에서 당신생이 저하되어 저혈당을 일으키기 쉬운 것도 주의해야 할 점이다. 표 4는 저혈당을 일으키기 쉬운 상태에 대한 정리이다.

(ii) 저혈당을 막기 위한 처방 요점

　　일본 당뇨병학회의 "인크레틴(GLP-1 수용체 작용제와 DPP-4 저해제)의 적정 사

표 4　　당뇨병 환자에서 저혈당을 일으키는 요인

상대적 또는 절대적 인슐린 과잉 투여
1. 인슐린 또는 인슐린 분비 촉진제의 과잉 투여
2. 당질 공급 감소되어 있을 때 (밤 동안)
3. 내인성 포도당 생산이 저하되어 있을 때 (음주 시)
4. 당 이용이 증가되어 있을 때(운동)
5. 인슐린 감수성이 항진되어 있을 때 (감량, 혈당 개선 시, 밤 동안 등)
6. 인슐린 청소율이 저하되어 있을 때 (신부전)
저혈당 관련 자율 신경 장애
1. 내인성 인슐린의 절대적 고갈
2. 여러 차례의 저혈당 발작
3. 엄격한 강화 인슐린요법

용에 대한 위원회"(http://www.jds.or.jp/uploads/photos/797.pdf)에 의하면 SU제와 병용시 중증 저혈당을 일으키는 환자는 다음과 같은 특징이 있었다.

① 고령자 (65세 이상)

② 경도의 신기능 저하(sCr 1.0 mg/dL 이상)

③ SU제 고용량 복용(글리메피리드 2 mg/일 이상, 글리클라짓 40 mg/일 이상)

④ SU제 및 다른 약제 병용(메트포르민 등)

⑤ 시타글립틴 복용 추가 후 조기 저혈당 출현

DPP-4 저해제와 인슐린의 병용에서도 저혈당 위험이 있는 환자는 인슐린을 감량하고 저혈당 시의 대응을 교육할 필요가 있다.

d. 고령자와 유병 기간

고령자는 신기능이 예상보다 저하된 경우가 많아 엄격한 혈당 조절을 목표로 하면 오히려 QOL 저하나 무자각성 저혈당이 생기기 쉽다. 따라서 과잉 투약이 되기 쉬운 것에 주의할 필요가 있다. 또한 고령자는 탈수나 감염증을 계기로 급격히 신기능이 악화되므로 충분한 혈당 관리 목표에 도달하면 최소한의 투여량으로 감량하는 것도 필요하다. 급격한 혈당 조절이 오히려 당뇨병 합병증을 악화시키는 경우도 있으므로, 유병 기간이 긴 환자는 합병증 평가와 함께 시간을 들여 혈당을 내리는 것이 안전하다.

유병 기간이 긴 환자에서 당뇨병 신경병증이 진행되어 있는 경우가 많다. 또한 저혈당에 대한 글루카곤 반응도 유병 기간이 긴 환자에서 저하되어 있기 때문에 특히 고령자에서 저혈당이 나타나기 쉬운 것에 주의한다.[70]

e. 신기능 장애의 유무

(i) 신기능 저하 환자에서 당뇨병 치료의 주의점

일부 당뇨병 치료제는 중증 신장애(eGFR < 30 mL/분/1.73 m^2)에서 사용할 수 없다[71](**표 5**). 중증 신장애에는 정상 신기능에 비해 혈당이 저하되기 쉽다(인슐린 청소율의 저하 및 신장의 당 신생 저하에 의한다). 또한 중증 저혈당도 생기기 쉽기 때문에 특히 인슐린이나 SU제를 병용하는 경우 감량이 필요하다. 고령자에서는 탈수나 혈압 강하제 추가 등에 의해 신기능이 급격히 악화되는 경우가 있어 정기적으로 신기능을 검사할 필요가 있다.

표 5	신기능 저하에서 혈당강하제 사용의 주의점
약	**주의 사항**
인슐린	감량 필요
SU 제	GFR < 60 ml/min/1.73 m^2 신중 투여, GFR < 30 금기
나테글리나이드	Ccr < 10 ml/min 금기
미티글리나이드	신중 투여
리파글리나이드	신중 투여
메트포르민	GFR < 45 신중 투여, GFR < 30 금기 s-Cr > 1.4 (female) 1.5 (male) 금기
피오글리타존	Ccr < 50 금기 체액 저류로 인해 사용되지 않음
α - 글루코시다제 저해제	s-Cr > 2.0 금기
GLP-1 수용체 작용제	엑세나타이드 GFR < 30 금기 리라글루타이드 용량 조절 필요

(ii) 신기능 저하 예의 처방 (금기 및 신중 투여)

담즙 배설 약제는 신기능 저하에서도 사용할 수 있다. 리나글립틴은 담즙으로 배설되며, 혈중 농도는 신기능에 의존하지 않는다. 또한 테네리글립틴도 신기능 저하 시에 감량이 필요하지 않다. 그 이외의 약제는 신기능 저하에 따라 투여량 감량이 필요하다(**표 6**). 시타글립틴은 투석을 포함한 중증 신장애(Ccr < 30)에서는 12.5 mg가 통상 투여량(최대 25 mg)이며, 중등도의 신장애(30 ≤ Ccr < 50)에서는 통상 투여량 25 mg(최대 50 mg)으로 감량한다.[71] 빌다글립틴은 중증 신장애에는 1일 50 mg으로 감량하여 신중히 투여하며, GFR < 50 및 투석 예에서는 금기로 되어 있다.[72] 리나글립틴이나 테네리글립틴을 다른 DPP-4 저해제로 변경하는 경우에는 주의가 필요하다.

f. 간장애

빌다글립틴은 중증 간기능 장애에서는 금기이며, 경도·중등도의 간장애에서는 신중히 투여한다[72](**표 6**). 약제에 의한 간장애는 어떤 약제라도 일어날 수 있으므로 항상 주의가 필요하다.

표 6 각종 DPP-4 저해제 사용의 주의사항

제품 이름	신기능 장애		간기능 장애			심부전 (III~IV)	복부 수술/장폐색 병력	QT 연장	고령자
	중등도	중증 이상	경도	중등도	중증				
시타글립틴 (50 mg)	신중투여 1/2용량	신중투여 1/4용량	-	-	-	-	신중투여	-	신중투여
빌다글립틴 (50 mg×2)	신중투여 1/2용량 (1일 1회)		신중투여		금기	신중투여	신중투여	-	-
알로글립틴 (25 mg)	신중투여 1/2용량	신중투여 1/4용량	-	-	-	신중투여	-	-	-
리나글립틴 (5 mg)	-	-	-	-	-	-	-	-	-
아나글립틴 (100 mg×2)	-	신중투여 1/2용량 (1일 1회)	-	-	-	-	-	-	-
테네리글립틴 (20 mg)	-	-	-	-	신중투여	신중투여	신중투여	신중투여	-
삭사글립틴 (5 mg)	신중투여 1/2용량		-	-	-	-	신중투여	-	-

g. 췌장염, 장폐색에 대해

DPP-4 저해제 투여에 의한 급성 췌장염 발생 위험 증가가 우려되었으나 아직 결론이 없다.[73), 74)] 췌장염의 병력이 있으면 투약을 피하는 것도 하나의 방법이다. 장폐색에 대한 보고도 있어 복부 수술이나 장폐색의 병력이 있으면 신중히 투여한다. 간질성 폐렴, 횡문근 융해증 등의 부작용 보고도 있어 염두에 둘 필요가 있다.

h. 병용약과의 상호작용

삭사글립틴은 다른 DPP-4 저해제에 비해 CYP3A4/5 저해 작용이 알려져 있으며,[75)] 간에서 CYP3A4/5에 의해 5-히드록시삭사글립틴으로 변환된다. CYP3A4를 강력히 저해하는 케토코나졸 전신 투여시에 삭사글립틴 투여는 1일 1회 2.5 mg 정도로 제한할 필요가 있다. 또한 CYP3A4를 저해하는 약제(아타자나비어, 클라리스로마이신, 인디나비어, 이트라코나졸, 네르피나비어, 리토나비어, 사키나빌 등)를 사용하면 삭사글립틴 투여를 제한해야 한다. 또한 시타글립틴과 HMG-CoA 환원효소 저해제(스타틴)과의 상호작용도 추측되며, 근육통이나 갈색뇨 등의 증상에 유의하여 횡문근 융해증을 염두에 둘 필요가 있다.[75)]

i. 투여하면 안 되는 환자

임산부, 수유기, 소아, 1형 당뇨병, 당뇨병 케토산증 환자에게는 안전성이 확인되지 않았기 때문에 금기이다. 중증 감염증, 수술 전후, 중증 외상이 있는 경우에도 인슐린 주사에 의한 관리가 바람직하며 DPP-4 저해제 사용은 적합하지 않다.

j. 치료 목표

혈당 관리 목표를 어디에 두는지는, 연령, 합병증 유무, 체중, 유병 기간, 사회 경제적 배경을 고려할 필요가 있다.[76] HbA1c를 이용한 치료 목표로, 6% 미만은 혈당 정상화를 목표로 할 때, 7% 미만은 합병증 예방을 위한 목표, 8% 미만은 강화요법이 어려울 때의 목표치이다. 환자의 치료 목표를 어디에 두는지 인식하여 환자 상태에 따른 투약량 조정이 필요하다.

DPP-4 저해제의 등장으로 당뇨병 치료가 크게 바뀌었으며, 혈당 변동 폭의 감소와 "질이 좋은 HbA1c"를 기대할 수 있게 되었다. 여러 가지 혈당강하제와 병용이 가능하여 적응되는 환자층이 넓다. 당뇨병에 이환된 환자군에서 고령자나 합병증 동반 비율이 해마다 증가하고 있으므로 실제 투약에서는 앞서 설명한 주의점을 생각하여 치료를 조정할 필요가 있다. 다음과 같은 점검 사항을 참고한다(**표 7**).

표 7 DPP-4 저해제 투여 시 주의해야 할 점검 사항

체크 포인트

☐ 보험 진료상 병용 가능한 약제인가?
☐ 용량 의존성이 적은가?
☐ 저혈당을 일으키기 쉬운 환자(고령자, 합병증 동반, 신장애, 간장애)인가?
☐ 고령자(신기능, 합병증은?)
☐ 유병 기간(합병증 평가는?)
☐ 신장애(감량 중지 필요성은?) 간장애(감량 중지 필요성은?)
☐ 췌장염, 장폐색, 간질성 폐렴, 횡문근 융해증 등의 위험성은?
☐ 병용약의 상호작용(삭사글립틴과 케토코나졸, 시타글립틴과 스타틴)
☐ 금기 증례(임산부, 수유기, 소아, 1형 당뇨병, 당뇨병 케토산증)
☐ 가격(다른 혈당 강하제에 비해 고가인 것을 인식한다)
☐ 치료 목표치(고령자나 합병증이 있는 경우에 완만한 혈당 관리)

5

다른 혈당 강하제와 병용 요법

DPP 4 저해제의 병용은 보험 적용에 따라 제한되지만, 그 범위내에서 각 증례에 최적의 조합을 생각할 수 있다. 즉 보다 좋은 혈당 강하 작용과 안전성의 양면에 대한 고려가 요구된다. 병용약으로는 약리 작용의 차이나 그에 따라 어떤 임상 상태의 환자가 대상이 될지 충분히 고려한다.

각종 DPP-4 저해제와 기존 경구 혈당강하제의 병용을 검토한 성적이 축적되고 있다. 그 결과 병용으로 기대할 수 있는 혈당 강하 정도나 안전성, 당대사 이외의 유효성 등이 알려지고 있다.

(1) 경구 혈당강하제와 병용

a. SU제

고전적 인슐린 분비 촉진제인 SU제와는 다른 인슐린 분비 증가 작용을 가진 DPP-4 저해제의 병용은 처음부터 저혈당 발현이 예측되었다. 임상시험에서 시타글립틴과 SU제의 병용으로 임상적으로 문제 되는 중증 부작용은 없었으나, DPP-4 저해제의 임상 도입 후 SU제와의 병용으로 많은 중증 저혈당이 보고되었다. 그러나 이들은 대부분 고령이고 신장애 동반 예에서 비교적 고용량의 SU제가 투여되었다. 이런 상황에서 "인크레틴(GLP-1 수용체 작용제와 DPP-4 저해제) 적정 사용에 대한 위원회"가 병용시 SU제 감량 기준에 대한 권고를 2010년 4월 발표했다. 즉 고령자나 신기능 저하 환자에서는 SU제 병용에 신중해야 하며, SU제로 치료중인 환자에게 DPP-4 저해제를 추가하는 경우에 SU제 용량 감소가 강조되었다. 이 권고는 신규 DPP-4 저해제의 발매와 보험 적용의 변화, GLP-1 수용체 작용제의 출현 등에 따라 개정하고 있다(http://www.jds.or.jp/uploads/photos/797.pdf).

혈당 조절이 불량한 환자에서 안일하게 SU제를 증량하기 보다 다른 약제의 병용을 고려하는 것이 바람직하다. 비만에서 인슐린 과다 분비가 있을 때 SU제는 체중 증가를 일으키기 쉽기 때문에 병용시 비만에 조심해야 한다. 고인슐린혈증 뿐 아니라 DPP-4 저해제에 의해 증가되는 GIP가 비만에 관여할 가능성도 있다.[77]

GIP는 고당질 식이에 의한 식후 고혈당에 적응하기 위해 인슐린을 급속히 분비시켜 잉여 칼로리를 지방세포에 신속히 축적시키며, 이것이 체중 증가의 요인이 될 수 있다.

안전성에 대한 교육이 계속되어 시타글립틴 사용 환자에서 적절한 SU제 감량이 이루어지고 있다.[78] 또한 다양한 DPP-4 저해제를 이용한 보고에서 적절한 SU제 감량에 유의하면 중증 저혈당을 피하면서 충분한 혈당 강하 작용을 얻을 수 있었다. 소량의 SU제(글리메피리드 또는 글리클라짓)에 시타글립틴을 추가한 52주의 검토에서 평균 HbA1c 7.90%에서 0.8% 저하되었고, 경미한 체중 감소나 수축기-확장기 혈압 저하, 알부민뇨 감소가 있었으나, 중증 저혈당은 없었다.[80] 또한 병용 시작 1년 후에 인슐린 분비능의 유지가 글루카곤 부하 검사로 확인되어, 인슐린 분비능이 저하된 환자에서 장기간의 효과가 기대되었다. 다른 DPP-4 저해제에서도 비슷한 효과와 안전성이 있었다.

b. 메트포르민

DPP-4 저해제의 인슐린 분비 증가 작용과 메트포르민의 인슐린 감수성 개선 작용은 상호 보완적이므로 두 약제의 병용은 합리적이라고 생각할 수 있다. 메트포르민은 식욕 항진 작용이 있는 그렐린의 식후 저하를 지연시키는 것도 보고되었다.[80] 또한 메트포르민에 의한 L 세포에서 GLP-1 분비 촉진 작용으로 혈중 농도를 높이고, DPP-4 저해제가 그 GLP-1 분해를 억제하면 보다 강력한 혈당 강하 작용을 나타낼 가능성이 있다. L세포에서 GLP-1 분비를 자극하는 물질의 후보로 담즙산이 있다. 메트포르민은 담즙산 수송체 발현을 억제하여 장관 순환에서 담즙산 재흡수를 억제하며, 하부 소장의 담즙산 수용체 TGR5를 통해 GLP-1 분비를 증가시키는 것으로 생각된다.[81] 또한 메트포르민이 cAMP를 저하시켜 글루카곤에 의한 간에서 당 방출을 저하시키는 것도 알려졌다.[82]

실제 임상 시험 결과에서, 메트포르민 단독 투여 환자에 시타글립틴이나 빌다글립틴 추가 투여로 HbA1c 개선 효과와 더불어, 각각 단독 복용에서 있었던 식후 혈중 GLP-1 농도가 병용에 의해 더욱 상승되는 것이 확인되어,[83],[84] β세포 기능 개선과 인슐린 감수성 개선 가능성이 시사되었다. 시타글립틴, 리나글립틴, 빌다글립틴, 삭사글립틴 등과 메트포르민의 병용에 대한 SU제의 비교가 검토되었다.[85] DPP-4 저해제와 메트포르민 병용군에서 모두 SU제와 메트포르민 병용군과 거의 동등한 HbA1c < 7% 달성율을 나타냈다. 공복 혈당 저하 작용은 약간 뒤떨어졌으나. 종료시 체중은 유의하게 적었다. 안전면에서 SU제 병용에 비해 저혈당 발현 빈도가 낮았다. 메트포르민에 병용한 DPP-4 저해제 사이의 비교에서, 시타글립틴은 삭사글립틴에 비해 약간 강한 공복 혈당 강하 작용을 나타냈으나, HbA1c < 7% 달성율이나 체중에는 차이가 없었다. 메트포르민 단독 치료에 시타글립틴을 추가 투여한 연구에서, 12주의 이중맹검 기간에 HbA1c, 공복 혈당, 식후 2시간 혈당은 치료 전 8.3%, 154.8 mg/dL, 244.8 mg/dL에서 각각 0.7%, 18.0 mg/dL, 46.8 mg/dL 저하되었고, 그 후 40주의 오픈라벨 기간에도 그 효과는 지속되었다. 이중맹검 기간과 오픈라벨 기간에 저혈당이나 위장 증상 등의 부작용 발현 빈도에 차이가 없었다. 메트포르민과 시타글립틴의 병용은 각각 단독 투여에 비해 공복 및 식후 혈당 억제, GLP-1 분비 증가, 혈장 글루카곤 억제, 공복 및 식후 내인성 당산생 억제에 상가 작용이 있었다.[87] 메트포르민의 약가는 비교적 낮으므로, 결코 염가라고 말할 수 없는 DPP-4 저해제 병용은 의료 경제에도 유리하다고 볼 수 있다.

C. 티아졸리딘디온

시타글립틴과 피오글리타존 병용의 β세포 기능에 대한 영향이 보고되었다.[88] 시타글립틴·피오글리타존 병용 12주에 HbA1c 7.9%에서 1.12% 저하되어, 각각의 단독 요법(시타글립틴 0.79%, 피오글리타존 0.56%)보다 우수했다. 또한 시타글립틴의 포도당에 대한 β세포 감수성 증강 작용을 피오글리타존이 더욱 강화하는 효과도 나타났다. 알로글립틴 연구에서도,[89] 알로글립틴 단독보다 알로글립틴과 피오글리타존 병용으로 β세포 기능은 더욱 개선되었다. 프로인슐린/인슐린 비, HOMA-β, HOMA-IR 등이 모두 병용군에서 우수했다. 아디포넥틴 증가나 고감도 CRP 저하도 병용군에서 우수했다. 피오글리타존과 생활 습관 교정으로 조절 불충분한 환자에 알로글립틴을 추가하여 12주 후 HbA1c는 위약(-0.19%)에 비해 알로글립틴 12.5 mg에서 -0.91%, 25 mg에서 -0.97% 저하되었다.[90] 그 효과는 40주까지 계속 되었으며, 저혈당이나 체중 증가는 경미하였다. 최근 PPARγ에 의해 지방 축적 효과가 강한 GIP 수용체 발현 상승이 보고되어, DPP-4 저해제와 티아졸리딘디온 병용은 GIP 신호를 증가시켜 체중 증가를 조장할 가능성이 있다.[91]

심혈관 위험자인 지질 이상에 대한 DPP-4 저해제와 티아졸리딘디온 병용 효과도 기대되고 있다. 2형 당뇨병 환자에서는 고트리글리세리드혈증, 고ApoB-48 혈증, 저 HDL-콜레스테롤혈증이 흔히 동반된다. DPP-4 저해제는 혈중 GLP-1 농도 상승을 통해 장관에서 ApoB-48 분비 억제 효과가 있다고 알려져 있다. 피오글리타존은 트리글리세리드 저하 작용과 HDL 콜레스테롤 증가 작용이 있다. 알로글립틴 단독이나 피오글리타존과 병용하여 식후 트리글리세리드, 킬로미크론, VLDL 저하 작용이 있었다.[92] 알로글립틴 투여에서 식후 ApoB-48 저하가 있었으나 피오글리타존 병용으로 추가 효과는 없었다. 비만과 지방간을 동반하여 지질 이상 조절이 어려운 환자에게 DPP-4 저해제와 저용량의 티아졸리딘디온 병용을 고려할 수 있다.

d. α-글루코시다제 저해제

α-글루코시다제 저해제(α-GI)는 당질 분해를 저해하여 장관내에서 포도당 흡수를 지연 시키므로 상부 소장의 GIP 분비를 하부 소장의 GLP-1 분비 증가로 바꾸는 결과가 된다. 실제로 사람에서 GIP 분비 감소와 GLP-1 분비 증가가 확인되었다.[93], [94] 따라서 α-GI는 식후 혈당 억제에 더해 내인성 GLP-1 증가에 의해 2형 당뇨병 발생이나 진행을 억제하고 심혈관 질환를 저하시킬 가능성이 있다. 또한 지방 축적 작용으로 체중을 증가시키는 GIP를 줄이고, GLP-1의 작용 증가로 체중을 감소킬 것으로 생각된다. α-GI에 의한 혈중 GLP-1상승과 DPP-4 저해제 병용으로 GLP-1 작용을 증가하려는 시도는 새로운 기전의 치료라고 할 수 있다.[95]

보글리보스 단독 치료에 시타글립틴을 추가 투여한 연구에서, 12주의 이중맹검 기간에 HbA1c, 공복 혈당, 식후 2시간 혈당은 기저치 7.9%, 152.1 mg/dL, 214.7 mg/dL 에서 각각 0.9%, 22.5 mg/dL, 51.3 mg/dL 저하되었다. 또한 HOMA-β도 상승 되어 β세포 기능 개선도 있었다. 그 후 40주의 오픈 라벨 기간에도 같은 효과가 지속되었다. 시타글립틴이 총 GLP-1을 저하시키니 활성형 GLP-1을 증가시킨 이유로는 α-GI에 의한 총 GLP-1 분비 증가와 활성형 GLP-1에 의한 네가티브 피드백의 가능성이 있다. 저혈당이나 위장 증상 등의 부작용 발현은 낮거나 경미하고, 유의한 체중 증가는 없었다.

e. 글리나이드

글리나이드에 DPP-4 저해제 병용은 새로운 치료 선택이다. 빌다글립틴을 이용한 임상시험에서,[97] 글리나이드 단독 투여로 혈당 조절이 불충분한 증례에 빌다글립틴 추가 투여 52주 후 HbA1c는 기저치 7.8%에서 0.6%, 공복 혈당은 156.1 mg/dL에서 18.8 mg/dL 저하되었고, 저혈당 발현은 없었다. 삭사글립틴 병용 투여에서 52주에 HbA1c 기저치 7.81%에서 0.59% 저하되었다.[98] 글리나이드에 의해 식후고혈당은 조절되나 공복 혈당이나 HbA1c를 좀 더 내리고 싶은 증례에서 DPP-4 저해제 추가는 안전하고 효과적일 것으로 생각된다.

(2) 병용 시 약물 동태에 대한 영향

DPP-4 저해제 중에서 삭사글립틴은 CYP3A4/5의 대사를 받아 활성형인 5-수산화 삭사글립틴이 된다. 이런 점에서 다른 혈당 강하제와 병용할 때 약물 동태에 대한 영향이 우려되었으나, SU제, 메트포르민, 피오글리타존은 모두 CYP3A4/5의 영향은 무시할 수 있는 범위이며, 병용에 의한 약물 동태 변화의 우려에서 투여량 조절은 필요없다고 생각된다. 그러나 CYP3A4/5의 강력한 저해 작용을 가진 케토코나졸, 딜티아젬이나, 유도 작용을 가진 리팜피신의 병용에는 주의가 필요하다. 간기능이나 신기능 저하시에 DPP-4 저해제의 용량 조정은 제재의 종류에 따라 신중히 고려한다. 또 중등도 용량 이상의 SU제 병용시에는 약물 동태 변화 보다는 중증 저혈당을 방지하기 위한 SU제 감량이 필요하다.

(3) 인슐린 병용

인슐린 요법에 DPP-4 저해제 병용으로 체중 증가나 저혈당 위험 없이 Hb1Ac를 개선했다는 보고가 있다. 또 DPP-4 저해제 추가 투여에 의해 인슐린 투여량이나 경구 혈당강하제의 감량이 가능한 증례도 보고되었다. DPP-4 저해제에 의한 글루카곤 분비 억제 작용이 식전 및·식후 혈당을 저하시켜 혈당 변동을 안정화시키는 것으로 생각할 수 있다. 인슐린으로 치료 중인 증례에서 지속 혈당 모니터(continuous glucose monitoring, CGM)를 장착하고 DPP-4 저해제(시타글립틴과 빌다글립틴)을 추가하여 혈당 변동과 글루카곤을 측정한 증례를 다음에 제시한다.

사용할 수 있는 DPP-4 저해제 종류가 증가하고 보험 적용도 확대되어 DPP-4 저해제를 포함한 3제 이상의 병용도 가능해졌으나 약제의 우열을 평가하여 차별화기는 어렵다. 이것은 여기서 병용 효과를 약제별로 설명했으나, DPP-4 저해제의 사용 경험은 아직 짧고 관련 연구 결과도 아직 충분하지 않기 때문에 비교 검토가 결론적이지 않은 것에 주의해야 한다. 2제 병용 효과의 기전을 이해한 임상 평가의 확립이 일상 진료 시행에 중요하다고 생각한다.

6

증례 분석

아시아인의 2형 당뇨병은 발병 초기부터 인슐린 분비 예비능이 낮아 췌장 β세포의 보호가 중요하다. 특히 유병 기간이 긴 고령 당뇨병 환자에서 인슐린 분비 부전이 많아, 혈당 관리에 인슐린 병용이 필요할 수 있다. 또한 고령자는 간기능, 신기능 저하가 많아, 약효나 부작용이 예상외로 강하게 발현되어 투약 제한이 필요할 수 있다. 빈번한 저혈당과 치매의 관련이 알려져, 저혈당이 적고 혈당 변동의 적은 안전한 치료법이 우선된다.

여기서는 DPP-4 저해제 단독 요법이나 인슐린 및 다른 경구 혈당강하제와 병용 요법에 대한 실례를 설명한다.

단독 투여로 혈당 관리가 가능했던 2형 당뇨병 1예

연령	48세	성별	남성
가족력	당뇨병 가족력 없음	과거력	특기 사항 없음

현병력　43세 경 눈 앞이 흐려져 포도막염으로 진단되었으나 방치하고 있었다. 당시 다음, 다뇨가 있어 인근 병원에서 HbA1c 10.9%로 2형 당뇨병 진단을 받았다. 보글리보스 0.9 mg/일로 HbA1c 6.5% 정도로 개선되었으나 46세부터 치료를 중단하고 있었다. 48세에 양눈의 시력 저하가 있어 안과 진료에서 하라타병으로 진단. 내원시 수시 혈당 305 mg/dL, HbA1c 10.6%로 1,600 kcal/일 식사 요법을 시작하고 3주 후 혈당 관리 목적으로 입원했다.

신체소견　키 169.3 cm, 체중 74.0 kg, BMI 25.8 kg/m², 허리둘레 92 cm, 혈압 114/72 mmHg, 맥박 75/분 규칙적, 갑상선 종대 없음, 호흡음 정상, 심음 정상, 아킬레스건 반사 양측 소실, 하지 진동각 저하, 족배동맥 촉지 불가.

검사소견　LDL-C 증가, HDL-C 저하의 지질 이상이 있었다(표 8). HbA1c는 8.8%로 외래 초진 시에 비해 개선되어 있었다. 75g 경구 당부하 검사에서 인슐린 분비 지연 반응이 있었다. 입원 3일 후 혈당 변동에서 공복 혈당은 개선되었으나 매 식후에는 고혈당을 나타냈다(표 9, 10).

치료경과　하라타병은 포도막염 상태가 비교적 안정되어 스테로이드 점안제 치료가 시작되었다. 시타글립틴 50 mg/일을 아침 식사 후 투여를 시작하고 혈당 변동을 CGM으로 평가했다. 식후 고혈당 개선에 의한 혈당의 평탄화를 볼 수 있었다(그림 9). 2주간의 입원 기간 중에 체중 2 kg 감량을 실시했다. 지질 이상증에는 피타바스타틴을 투여하여 LDL-C 116 mg/dL로 개선되었다.

해설　이 증례는 입원 전 식사 요법과 운동 요법의 효과로 입원시 HbA1c가 8.8%까지 개선되었다. 또 HbA1c치에 비해 보다 단기의 평균 혈당치의 지표인 당화알부민은

| 표 8 | 입원시 검사 소견 |

소변 검사		생화학		당뇨병 관련 검사	
단백	(−)	TP	7 g/dL	FPG	143 mg/dL
당	(−)	Alb	4.3 g/dL	HbA1c	8.8 %
케톤체	(−)	AST	14 IU/L	당화알부민	18.2 %
잠혈	(−)	ALT	14 IU/L	IRI	12.7 μU/mL
		LDH	143 IU/L		
말초 혈액		ALP	265 IU/L	**24시간 소변 검사**	
RBC	$484×10^4$ /μL	γGTP	16 IU/L	CPR	157 μg/일
Hb	14.7 g/dL	BUN	10.2 mg/dL	Alb	3 mg/일
WBC	5770 /μL	Cre	0.7 mg/dL		
Plt	19.3 /μL	Amy	48 U/L		
		UA	6.8 mg/dL		
		TG	125 mg/dL		
		HDL-C	31 mg/dL		
		LDL-C	181 mg/dL		
		Na	139 mEq/L		
		K	4.1 mEq/L		
		Cl	106 mEq/L		

| 표 9 | 75g 당부하 검사 |

	전	30	60	120	180(분)
PG (mg/dL)	140	250	325	324	254
IRI (μU/mL)	6.4	23.2	40.5	37.6	23.5

| 표 10 | 혈당 일중 변동 |

	8시	10시	12시	14시	18시	20시	0시	4시
혈당(mg/dL)	116	255	174	185	145	224	150	139
CPR(ng/mL)	2.02	7.23						

18.2%로 상대적으로 낮았다. 그러나 CGM 결과는, 평균 혈당 155 mg/dL, 표준 편차 27 mg/dL, AUC (area under the curve) ≥ 180(혈당치 180 mg/dL 이상의 곡선 아래쪽 면적)은 4.0 mg/dL/일, AUC < 60(혈당치 60 mg/dL 미만의 곡선 아래쪽 면적)은 0 mg/dL/일로 크게 변하였다. DPP-4 저해제 투여 시작 2일의 평가에서, 평균 혈당 137 mg/dL, 표준편차 22 mg/dL AUC ≥ 180은 0.2 mg/dL/일, AUC < 60은 0 mg/dL/일로 평균 혈당 개선과 혈당 변동폭 축소가 있었다. 시타글립틴 단독 투여 효과에 대한 임상시험에서 50 mg 1일 1회 투여 12주 후 HbA1c 0.71% 저하 보고가[9] 있다.

이 증례는 향후 스테로이드 전신 투여 가능성이 있어, 혈당이나 지질 대사 악화에 더

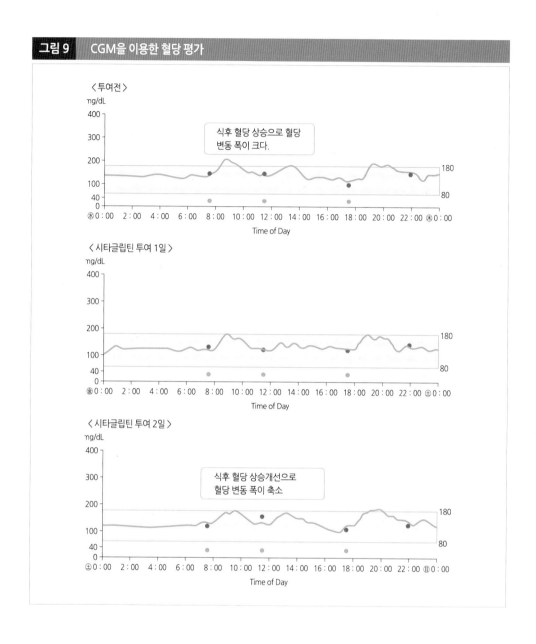

그림 9 CGM을 이용한 혈당 평가

〈 투여전 〉

식후 혈당 상승으로 혈당 변동 폭이 크다.

〈 시타글립틴 투여 1일 〉

〈 시타글립틴 투여 2일 〉

식후 혈당 상승개선으로 혈당 변동 폭이 축소

해 골다공증이나 동맥경화의 진행이 우려된다. DPP-4 저해제는 뼈나 심장을 비롯한 여러 장기에 대한 영향이 보고되어 있으나[47],[100], 이런 췌외 작용은 향후 연구가 필요하다. DPP-4 저해제에 의한 지질대사 개선 보고도 있다.[101] DPP-4 저해제 단독 사용에서 체중 증가는 볼 수 없으며,[102] 단독 투여에 의한 저혈당 위험은 낮고,[103] 혈당 의존성 인슐린 분비 촉진 작용과 글루카곤 분비 억제 작용에 의해 혈당 개선 효과를 기대할 수 있다.

Case **2**

인슐린 이탈에 성공한 고령 2형 당뇨병 1예

연령	65세		성별	여성
가족력	장남이 당뇨병		과거력	퇴행성 관절염으로 수술

현병력
40세 경 인근 병원에서 고혈압으로 진단되어 투약을 시작했다. 58세 진료에서 고혈당이 발견되어 2형 당뇨병으로 진단하고 글리메피리드 1 mg/일을 시작했다. 그 후 HbA1c 8% 전후로 관리가 불충분하여 보글리보스 0.9 mg/일을 추가. 59세부터는 나테글리나이드 270 mg/일과 미글리톨 150 mg/일로 변경하였으나 HbA1c 8.9% 정도의 경과였다. 65세에 혈당 관리 불량으로 입원했다.

신체소견
키 152.0 cm, 체중 56.2 kg, BMI 24.3 kg/m^2, 허리둘레 91.8 cm, 혈압 121/80 mmHg, 맥박 64/분 규칙적, 갑상선 종대 없음, 호흡음 정상, 심음 정상, 아킬레스건 반사 양측 소실, 하지 진동각 이상 없음.

표 11   입원시 검사 소견

소변 검사		생화학		당뇨병 관련 검사	
단백	(−)	TP	7.3 g/dL	수시 혈당	312 mg/dL
당	(−)	Alb	4.6 g/dL	HbA1c	9.5 %
케톤체	(−)	AST	20 IU/L	당화알부민	22.8 %
잠혈	(−)	ALT	22 IU/L	TSH	0.86 μU/mL
		LDH	166 IU/L	FT3	2.53 Pg/mL
말초 혈액		ALP	312 IU/L	FT4	0.96 ng/dL
RBC	451×10^4 /μL	γGTP	36 IU/L		
Hb	13.7 g/dL	BUN	14.6 mg/dL	**24시간 소변 검사**	
WBC	7270 /μL	Cre	0.47 mg/dL	CPR	70 μg/일
Plt	21.4 /μL	Amy	30 U/L	Alb	10.4 mg/일
		UA	4.9 mg/dL		
		TG	224 mg/dL		
		HDL-C	42 mg/dL		
		LDL-C	178 mg/dL		
		Na	138 mEq/L		
		K	4.3 mEq/L		
		Cl	103 mEq/L		

검사소견　　HDL-C과 중성지방 증가가 있었다(**표 11**). 1,400kcal 식사 요법을 시작하고 나테글리나이드 270 mg/일과 미글리톨 150 mg/일을 매 식전에 투여하였으나, 공복 혈당, 식후 혈당이 모두 높았다(**표 12**).

치료 경과　　나테글리나이드와 미글리톨을 중지하고 메트포르민 750 mg/일을 시작했다. 공복 혈당 관리를 위해 자기전에 중간형 인슐린을 4 단위부터 시작하여 10 단위까지 증량 했다. 공복시 혈당이 100 mg/dL 정도로 안정된 후 중간형 인슐린을 감량하여 중지하고 시타글립틴 50 mg/일을 시작하여 공복 혈당 100 mg/dL 전후, 식후 혈당 180 mg/dL 미만으로 혈당치 안정을 확인하고 퇴원했다. 퇴원 후 매 식후 메트포르민 750 mg/일과 시타글립틴 50 mg/일을 계속하여 퇴원 2개월 후 HbA1c 7.5%, 4개월 후 HbA1c 6.8%로 개선되었다.

해설　　이 증례는 공복시 CPR 2.01 ng/mL, 식후 CPR 4.45 ng/mL, 소변 CPR 70 μg/일로 인슐린 분비능은 유지되고 있었으며, 공복 혈당 관리와 당독성 해소를 위해 자기전에 중간형 인슐린을 투여했다. 공복 혈당 개선 후 중간형 인슐린을 중지하고 시타글립틴 50 mg/일을 시작하고 혈당 변동을 CGM으로 평가했다(**그림 10**). DPP-4 저해제는 인슐린 분비 촉진 작용에 더해 글루카곤 분비 억제 작용을 가진다. 이 증례는 저녁 식사 후 현저한 혈당 상승 억제와 공복 혈당 관리를 위해 시타글립틴을 복용했다. 중간형 인슐린과 메트포르민 사용시 평균 혈당 122 mg/dL, 표준편차 46 mg/dL, AUC ≥ 180은 2 mg/dL/일, AUC < 60은 1 mg/dL/일로 개선되어 중간형 인슐린을 중지하고 시타글립틴과 메트포르민 복용으로 변경 후 평균 혈당 122 mg/dL, 표준편차 22 mg/dL, AUC ≥ 180은 0 mg/dL/일, AUC < 60은 0 mg/dL/일이었다. 중간형 인슐린과 메트포르민 사용중과 시타글립틴과 메트포르민 사용중의 평균 혈당은 같았으나, 인슐린 사용에 비해 시타글립틴 복용시 혈당 변동폭의 개선이 있었다. 또한 시타글립틴으로 변경하여 심야의 혈당 저하가 인정되었다. 고령자에서는 저혈당에 대한 교감신경 반응이 약한 경향이 있으며, 특히 신경병증이 있으면 무자

표 12　혈당 일중 변동

	8시	10시	12시	14시	18시	20시	0시	4시
혈당(mg/dL)	228	294	296	235	202	204	193	196
CPR(ng/mL)	2.01	4.45						

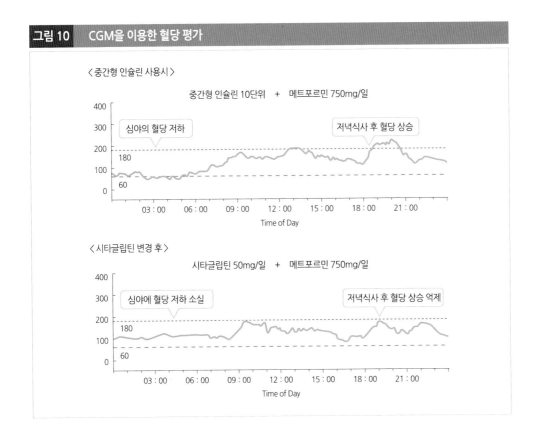

그림 10 CGM을 이용한 혈당 평가

〈중간형 인슐린 사용시〉

중간형 인슐린 10단위   +   메트포르민 750mg/일

심야의 혈당 저하

저녁식사 후 혈당 상승

Time of Day

〈시타글립틴 변경 후〉

시타글립틴 50mg/일   +   메트포르민 750mg/일

심야에 혈당 저하 소실

저녁식사 후 혈당 상승 억제

Time of Day

각성 저혈당을 일으키기 쉽다. 이 증례도 신경병증이 있으며 심야의 혈당 저하에 대한 자각 증상이 없었다. 고령 당뇨병에 임상 연구에서 65세 이상 85세 미만의 2형 당뇨병을 6년간 추적한 결과 혈당(HbA1c)과 뇌혈관 장애 등의 당뇨병 관련 합병증 발생은 U자형 관계가 있어, 고령자에서 저혈당은 피해야 하지만 엄격한 관리의 장점도 명확했다.[104]

이 증례는 신기능 저하가 없어 메트포르민과 DPP-4 저해제의 병용으로 혈당을 관리했다. 메트포르민은 담즙산 수용체 저해 작용에 의한 GLP-1 분비 증가 작용이 있으며, DPP-4 저해제와 병용하여 상승효과를 기대할 수 있다. 당뇨병 환자의 급속한 고령화가 진행되고 있으며, 고령에서 저혈당은 낙상[105]이나 치매[106]와의 관련성도 알려져 저혈당 예방을 배려한 치료가 중요하다. 또 고령자는 신기능 장애 합병 빈도가 높아 중등도의 신기능 장애에서는 시타글립틴 25 mg/일, 중증 신기능 장애 및 투석이 필요한 말기 신부전에는 시타글립틴 12.5 mg/일로 감량한다. 신기능 저하 예에 DPP-4 저해제를 투여할 때는 약제 감량이나 담즙 배설성 약제를 사용한다.

기저 인슐린에 DPP-4 저해제를 추가한 2형 당뇨병 1예

연령	47세	성별	여성
가족력	특기 사항 없음	과거력	특기 사항 없음

현병력 47세 여름 목마름 증상으로 청량음료를 매일 1 L 마셨고, 다음, 다뇨, 전신 권태감으로 인근 병원에서 진료를 받았다. 수시 혈당 454 mg/dL, HbA1c 14.2%에서 2형 당뇨병 진단으로 입원했다.

신체소견 키 164.5 cm, 체중 52.0 kg, BMI 19.2 kg/m², 허리둘레 79 cm, 혈압 112/54 mmHg, 맥박 86/분 규칙적, 갑상선 종대 없음, 호흡음 정상, 심음 정상, 아킬레스건 반사 이상 없음, 하지 진동각 이상 없음.

검사소견 내원시 수시 혈당 500 mg/dL로 매우 높았으나, 소변 케톤체는 음성이고, 동맥 혈액 가스 분석에서 anion gap 12.1 mEq/L로 상승되지 않아 대사성 산혈증은 없었다. 공복시 CPR 0.8ng/mL, 소변 CPR 21 μg/일로 저하되어 있었다(**표 13**).

치료경과 입원 후 1,400kcal의 식사 요법과 강화 인슐린 요법을 도입했다. 초속효성 글루리신을 아침 3 단위, 낮 5 단위, 저녁 5 단위, 중간형 인슐린을 자기전에 6 단위 투여하여 혈당의 일중 변동을 확인했다(**표 14**). 공복 혈당과 식후 혈당이 모두 높고, 공복시와 식후 CPR이 낮았다. 총 인슐린을 28 단위/일로 증량하고 메트포르민 1,000 mg/일(매 식후와 자기 전)을 시작하여 당독성 해소를 시작했다. 혈당 개선 후에도 글루카곤 부하 검사에서 CPR의 6분치 상승은 0.59ng/mL로 저반응이었다. 직장 근무 중 낮동안에는 인슐린 자가 주사 계속이 어렵다는 문제로 글루리신은 중지하고, 기저 인슐린을 지속성 글라진으로 변경하고 시타글립틴 50 mg/일을 아침 식후에 추가했다.

해설 이 증례는 청량음료를 많이 마신 결과 고혈당 상태가 되어 입원 치료가 필요했다. 강화 인슐린 요법으로 당독성 해소를 시도했으나, 인슐린 분비능이 저하되어 있어 기

표 13 입원시 검사 소견

소변 검사		γGTP	11	IU/L	당뇨병 관련 검사	
단백	(−)	BUN	8.7	mg/dL	HbA1c	13.5 %
당	(−)	Cre	0.37	mg/dL	수시 혈당	500 mg/dL
케톤체	(−)	Amy	38	U/L	항 GAD 항체	0.9 U/mL
잠혈	(−)	UA	4.4	mg/dL	항인슐린 항체	(−)
		TG	143	mg/dL		
말초 혈액		HDL-C	62	mg/dL	글루카곤 부하 검사	
RBC	427×10⁴ /μL	LDL-C	103	mg/dL	Δ CPR(6분 치) 0.59 ng/mL	
Hb	13.1 g/dL	Na	132	mEq/L		
WBC	2920 /μL	K	3.8	mEq/L	24시간 소변 검사	
Plt	20.1 /μL	Cl	98	mEq/L	CPR	21 μg/일
					Alb	2.4 mg/일
생화학		내분비 관련 검사				
TP	6.8 g/dL	TSH	0.61	μU/mL	혈액 가스 분석	
Alb	4 g/dL	FT3	1.07	Pg/mL	pH	7.42
AST	20 IU/L	FT4	2.21	ng/dL	pO₂	96.3
ALT	17 IU/L	TRAb	(−)		pCO₂	34.7
ALP	212 IU/L	항Tg항체	(−)		HCO₃-	21.9

표 14 혈당 일중 변동

	8시	10시	12시	14시	18시	20시	0시	4시
혈당(mg/dL)	230	404	327	451	293	310	310	175
CPR(ng/mL)	0.8	1.51						

저 인슐린으로 글라진을 사용하고 시타글립틴 추가 효과를 CGM으로 평가했다(그림 11). 글라진과 메트포르민 사용중 평균 혈당 209 mg/dL, 표준편차 61 mg/dL, M 치 42.5, AUC ≧ 180은 43 mg/dL/일이며, 시타글립틴 추가 투여 2일에 평균 혈당 162 mg/dL, 표준편차 42 mg/dL, M치 15.3, AUC ≧ 180은 10 mg/dL로 모두 개선되었다. AUC < 60은 0 mg/dL/일로 변화가 없었다. 2형 당뇨병의 강화 인슐린 요법의 도입에서 저혈당이나 체중 증가에 대한 주의가 필요하다. 기저인슐린과 경구약제 병용 요법은 저혈당 위험이 낮고, 순응도의 관점에서 유리한 치료법[107]이나 식후 혈당 상승에는 효과가 충분하지 않기 쉽다. 2형 당뇨병에서 글라진과 글리메피리드 병용 요법을 시행하던 증례에서 글리메피리드를 반량 이하로 감량하고 시타글립틴을 추가한 연구에서 HbA1c 7.4%로 변화가 없었으나, M치, CV (coefficient of variation)가 개선되고 저혈당이 감소했다는 보고[108]가 있다. 이 증례는 글라진과 메

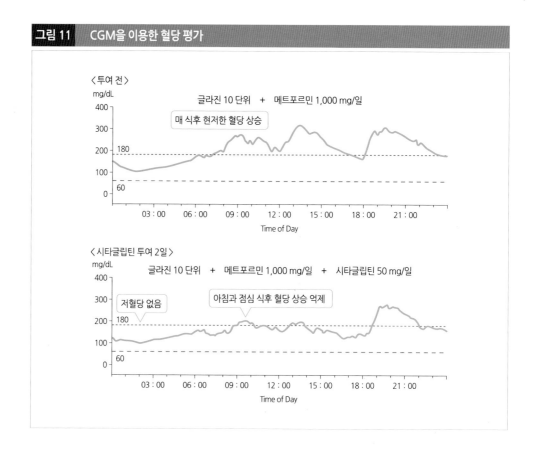

그림 11   CGM을 이용한 혈당 평가

〈 투여 전 〉

mg/dL

글라진 10 단위 + 메트포르민 1,000 mg/일

매 식후 현저한 혈당 상승

180

60

Time of Day

〈 시타글립틴 투여 2일 〉

mg/dL

글라진 10 단위 + 메트포르민 1,000 mg/일 + 시타글립틴 50 mg/일

저혈당 없음

아침과 점심 식후 혈당 상승 억제

180

60

Time of Day

트포르민에 DPP-4 저해제를 추가하여 평균 혈당, 표준편차, M치가 개선되었으나 저혈당은 없었다. 2형 당뇨병의 식후 혈당 상승에는 글루카곤 분비 억제가 일어나지 않기 때문으로 생각된다.[109] 기저 인슐린과 DPP-4 저해제 병용 요법은 저혈당 위험이 낮고, 기저 인슐린 단독으로 억제할 수 없는 식후 고혈당 개선 효과를 기대할 수 있다.

Case **4**

인슐린 다회 주사 요법 병용으로 저혈당 없이 관리할 수 있었던 고령 2형 당뇨병 1예

연령	67세	성별	남성
가족력	특기 사항 없음	과거력	특기 사항 없음

현병력   약 15년전 당뇨병으로 진단된 직후부터 보글리보스 0.9 mg/일 투여를 시작하여 HbA1c 6% 정도를 유지하고 있었으나 입원 3개월 전부터 HbA1c 6.6%→8.4%까지 상승. 1개월 전부터 시타글립틴을 추가하였으나 HbA1c 개선 효과가 없어 혈당 조절 목적으로 입원했다.

입원 전 투약   암로디핀 10 mg/일, 발살탄 80 mg/일, 시타글립틴 50 mg/일, 보글리보스 0.9 mg/일

신체소견   키 163.6 cm, 체중 46.6 kg, BMI 17.4 kg/m², 허리둘레 76.5 cm, 혈압 144/80 mmHg, 맥박 83/분, 두경부; 이상 소견 없음, 망막증 없음, 흉부; 이상 소견 없음, 신경학적 소견; PTR(+/+), ATR(−/−), 촉각 정상, 하지 진동각(C64)(4/8, 3/8)

검사소견   **표 15** 참조

표 15	검사소견		
HbA1c	8.7 %	당화알부민	28.4 %
공복 혈당	137 mg/dL	공복 CPR	0.87 ng/mL
식후 2시간 혈당	348 mg/dL	식후 2시간 CPR	2.32 ng/mL
소변 CPR	81 μg/일		
글루카곤 부하 검사: (CPR/PG) 1.47/ 141 → 2.46/166(Δ CPR 0.99)			

치료경과   입원 후 식사량을 1,600 kcal/일로 처방하고 메트포르민 500 mg/일 투여를 시작했으나, 투여 후 공복 혈당은 충분히 내려가지 않았다. 입원 3일 자기 전에 중간형 인슐린 6 단위 투여를 시작하여 공복 혈당은 120∼130 mg/dL까지 저하되었다. 식후 고

혈당 억제 목적으로 7일부터 매 식전 아스파르트 투여(아침 4단위, 낮 4단위, 저녁 4단위)하여 공복 혈당 100~120 mg/dL 식후 혈당 160~250 mg/dL까지 저하되었다. 7일부터 CGM을 장착하고, 11일에 빌다글립틴 100 mg/일을 추가하여 효과를 검증했다.

결과 빌다글립틴 투여 전후에, 평균 혈당± SD는 161±45 mg/dL→128±21 mg/dL, AUC ≧180은 12.8 mg/dL/일→0.1 mg/dL/일로 개선되었다. 또 AUC < 60은 0.0 mg/dL/일→0.0 mg/dL/일로 변화가 없었다. 투여 전후의 혈당, 혈중 CPR, 글루카곤(IRG) 측정 결과는 **표 16**과 같다.

표 16 투여 전후의 혈당, 혈중 CPR, 글루카곤(IRG)

	투여 전		투여 후	
	공복	식후 2시간	공복	식후 2시간
PG (mg/dL)	132	348	125	116
CPR (ng/mL)	0.87	2.32	142	1.75
IRG (pg/ mL)	129	121	117	106

해설 이 증례는 미국 당뇨병학회가 추천하는 2형 당뇨병 환자의 약제 투여 알고리즘[110]에 따라 메트포르민을 1차 선택으로 했다. 증례는 비만한 체형이 아니며, 검사 결과에서 공복시 CPR 0.87 ng/mL, 글루카곤 부하 검사 결과(Δ CPR <1.0 ng/mL)에서 내인성 인슐린 분비능 저하로 판단하여 인슐린 다회 주사 요법을 시작했다. 그 후에도 식후 혈당은 160~250 mg/dL로 관리가 불충분했다. 따라서 혈당 변동의 평탄화, 특히 식후 혈당 개선을 기대해 DPP-4 저해제를 선택했다. 그 때 인슐린 투여량 증량도 고려했으나, 그에 따른 저혈당 발현 위험을 피하기 위해 삼가했다. 또 빌다글립틴을 선택한 이유는, 1일 2회 투여하므로 24시간 동안 DPP-4 저해[111]를 기대했기 때문이다.

DPP-4 저해제와 인슐린 요법 병용에 대한 연구 결과가 보고되고 있다. 빌다글립틴은 위약에 비해 혈당 강하 작용이 현저하며, 저혈당 빈도가 낮았다.[112] 또한 인슐린 요법에 빌다글립틴 추가에 의해 인슐린 투여량 감소가 가능해지므로 인슐린 투여량 증가에 따른 체중 증가나 저혈당 발현 위험을 피하면서 혈당 관리의 개선, 특히 식후 혈당 상승을 억제했다는 보고도 있다.[113]

이 증례는 메트포르민＋인슐린 다회 주사 요법 치료에 DPP-4 저해제를 추가했으며, 투여 후 **그림 12**처럼 식후 고혈당 상승이 억제되었다(화살표). 한편 저혈당(혈당 60 mg/dL 미만) 시간대의 증가 없이 하루 동안 혈당 변동이 평탄화되었다.

이 효과는 앞서 설명한대로(③ 당뇨병 치료에서 DPP-4 저해제의 역할 기대 72페이지 참조) 글루카곤의 영향이 시사된다. **표 16**의 결과에서 빌다글립틴 투여 전후에 인슐린 분비는 약간 증가하였으나 전후의 혈당이 매우 현저하게 저하되어 그 원인으로 DPP-4 저해제에 의한 글루카곤 분비 억제 효과의 관여를 생각할 수 있다.

따라서 내인성 인슐린 분비능 저하 증례에서 인슐린 다회 주사에 DPP-4 저해제 추가는 인슐린 분비를 증가 뿐 아니라 글루카곤 분비를 억제하여 혈당 변동을 완만하게 하는 수단으로 매우 효과적이라고 할 수 있다.

이 증례는 입원 전 시타글립틴을 투여하였으나 효과가 충분하지 않았다. 그 배경으로 충분하지 못한 혈당 조절을 생각할 수 있으며 DPP-4 저해제 종류와는 관계가 없다. 식사 요법의 철저와 함께 당독성 해소가 DPP-4 저해제의 효과에 중요한 것을 시사한 증례이다.

그림 12　CGM을 이용한 혈당 평가

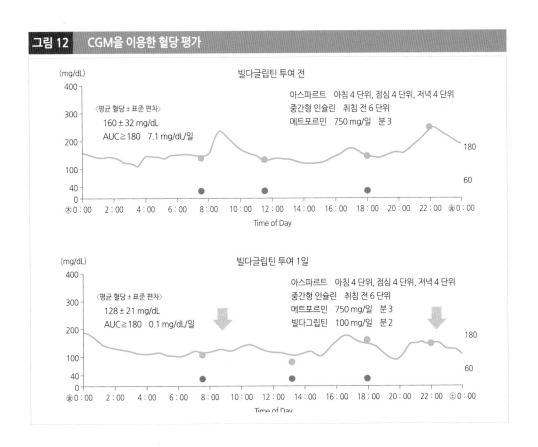

중간형 인슐린에 추가하여 혈당 평탄화를 이룬 고령 비만 2형 당뇨병 1예

연령	73세	성별	남성
가족력	특기 사항 없음	과거력	특기 사항 없음

현병력 약 20년 전 2형 당뇨병으로 진단되어 글리벤클라마이드 2.5 mg/일을 시작하였으나 복약이 불규칙하고 통원도 부정기였다. 평상시 혈당 관리 상황은 HbA1c 7% 정도였으며, 최근 투약 내용의 변화 없이 HbA1c의 큰 변동은 없었다. 정형외과에서 인공 슬관절 치환술이 예정되어 수술전 혈당 관리를 위해 입원했다.

입원시 투약 내용 글리벤클라마이드 5 mg/일, 텔미살탄·암로디핀 40 mg·5 mg/일, 트리클로르티아지드 1 mg/일

신체소견 키 148.4 cm, 체중 65.5 kg, BMI 29.8 kg/m², 허리둘레 97.6 cm, 혈압 160/70 mmHg, 맥박 64/분, 두경부 이상없음, 망막증 없음, 흉복부 정상, 심부건반사 : PTR(− / −), ATR(− / −), 촉각 정상, 하지 진동각(C64) (2/8, 2/8)

검사소견 **표 17** 참조

표 17 검사소견

HbA1c	7.7 %	당화알부민	22.2 %
공복 혈당	188 mg/dL	공복 CPR	1.48 ng/mL
식후 2시간 혈당	339 mg/dL	식후 2시간 CPR	2.79 ng/mL
소변 CPR	127 µg/일		

치료경과 입원 후 식사량 1,600 kcal/일을 처방하고, 메트포르민 500 mg/일을 시작했다. 투여 후 공복 혈당이 180~220 mg/dL로 충분히 저하되지 않아 4일부터 자기 전 중간형 인슐린 6 단위 투여 시작하고 메트포르민 증량(500→750 mg/일)하여 공복 혈당은 120~130 mg/dL 정도로 안정되었다. 공복 혈당 안정 후에도 식후에는 180~

280 mg/dL 정도의 고혈당이 계속되어, 혈당 변동의 평탄화, 특히 식후 고혈당 개선을 목적으로 제 9일부터 시타글립틴을 추가하여 그 효과를 CGM으로 검증했다.

결과 시타글립틴 투여 전후에 평균 혈당±SD는 198±38 mg/dL→134±21 mg/dL, AUC ≧180은 26.4 mg/dL/일→0.1 mg/dL/일 개선되었다(**그림 13**). AUC < 60은 투여 전후에 0.0 mg/dL/일로 변화가 없었다.

해설 이 증례는 밤 동안 간의 당신생 억제 목적으로 자기 전에 중간형 인슐린과 메트포르민을 병용한 BOT에 시타글립틴 추가에 의해 식후 혈당의 개선 효과를 확인할 수 있었다. BMI 29.8kg/m²로 비만이 있었으며, 공복시 혈중 CPR 1.48 ng/mL, 소변 CPR 127 μg/일로 내인성 인슐린 분비능은 충분히 유지되고 있었다. 따라서 인슐린 저항성이 주된 병태라고 판단하여 메트포르민을 1차 선택제로 했다. 그러나 메트포르민 단독 투여에서 공복 혈당이 목표 수준(120~130 mg/dL)까지 내려가지 않아 밤 동안 간의 당방출 억제를 기대해 중간형 인슐린의 취침 전 투여를 추가했다. 낮 동안 인슐린 과잉이 되지 않도록 작용 시간이 짧은 중간형을 사용했다. 메트포르민 + 중간형 인슐린 투여에 의해 공복 혈당은 목표 수준으로 안정되었으나 혈당 변동의 평탄화, 특히 식후고혈당 개선을 기대하여 DPP-4 저해제를 추가했다(**그림 13**). 시타글립틴 투여 후 혈당치 전체가 저하되어 공복 혈당은 물론 매식후 고혈당이 억제되어(화살표) 하루 종일 혈당 변동이 완만하게 되었다고 생각할 수 있었다.

2014년 현재 일본에서는 DPP-4 저해제와 인슐린 주사의 병용은 의료보험에서 인정되고 있지 않으나, 실제로 병용 요법의 효과를 검증한 임상 연구는 많다.[114] 이 증례처럼 DPP-4 저해제와 메트포르민의 병용은 각각 단일제로 투여하는 것보다 저혈당이나 위장 증상 같은 부작용 발현 증가 없이 공복과 식후 혈당을 저하시켰다.[114] (※역자주: 2015년부터 한국에서 인슐린과 DPP-4 저해제의 보험급여가 인정되었다.) 그런 이유에서 메트포르민과 DPP-4 저해제는 각각 단독 투여보다 병용에 의한 상승작용으로 혈중 GLP-1 농도를 더 높이는 것을 생각할 수 있다.

공복 혈당과 인크레틴 효과 사이에 음의 상관관계가 있다는 보고[87]가 있어, 이 증례도 DPP-4 저해제 투여 전에 메트포르민과 인슐린을 투여하여 공복 혈당을 목표 수준(130 mg/dL 미만)까지 내려 만성 고혈당 상태에 의한 당독성을 일단 해소하였다. 고혈당 상태에 의해 감소되어 있던 인크레틴 작용[115], [116]을 회복시켜 DPP-4 저해제의

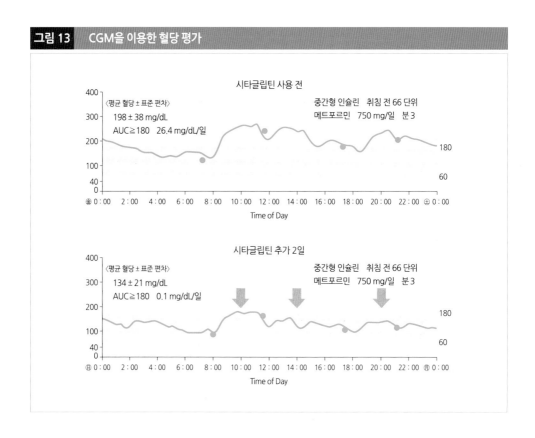

그림 13 CGM을 이용한 혈당 평가

시타글립틴 사용 전

〈평균 혈당 ± 표준 편차〉
198 ± 38 mg/dL
AUC≧180   26.4 mg/dL/일

중간형 인슐린   취침 전 66 단위
메트포르민   750 mg/일   분 3

시타글립틴 추가 2일

〈평균 혈당 ± 표준 편차〉
134 ± 21 mg/dL
AUC≧180   0.1 mg/dL/일

중간형 인슐린   취침 전 66 단위
메트포르민   750 mg/일   분 3

혈당 개선 효과가 충분히 나타났다고 생각된다.

따라서 이 증례처럼 내인성 인슐린 분비능이 유지되고 있음에도 불구하고 공복과 식후 혈당 관리가 모두 불충분한 증례는 식사 관리나 메트포르민, 중간형 인슐린 등에 의해 당독성을 해소한 후 DPP-4 저해제를 추가하면 약제의 효과가 충분히 기대할 수 있다고 생각한다.

Case **6**

신부전 증례에서 DPP-4 저해제에 의한 혈당 관리 1예

연령	58세		성별	남성
가족력	특기 사항 없음		과거력	56세에 폐색성 동맥경화증으로 총장골 동맥에 스텐트 유치

현병력　54세에 오른쪽 사타구니 탈장으로 수술 예정이었을 때 수시 혈당 334 mg/dL으로 발견되었다. 2형 당뇨병 진단 후 입원기간 동안 인슐린으로 혈당을 관리하였다. 퇴원 후 메트포르민을 복용하며 외래에서 HbA1c 6.5% 전후로 경과를 관찰하고 있었다. 58세에 흉부 방사선에 이상이 발견되어 호흡기 내과 진료를 받았고, 흉부 CT에서 33 mm 크기의 결절이 발견되었으며, 정밀 검사에서 원발성 폐암으로 진단되었다. 흉강경하에서 우상엽절제술을 시행하고 수술후 시스플라틴과 비노레르핀으로 화학 요법을 시행하였다. 약제 투여전 Cr 0.9 mg/dL 이었으나 3일 후 Cr 2.0 mg/dL로 신장애가 발생하여 메트포르민을 중지했으나 10일에 Cr 8.2 mg/dL로 신장애가 진행되어 시스플라틴에 의한 신장애로 진단되었다. 수액 요법으로 Cr 5.4 mg/dL로 저하되어 퇴원했다. 당뇨병은 식사 요법 만으로 공복 혈당 124 mg/dL, HbA1c 7.2%로 증가하여 내분비내과 진료를 받았다.

신체소견　키 176.1 cm, 체중 69.8 kg, BMI 22.5kg/m², 혈압 108/60 mmHg, 맥박 74/분 규칙적, 갑상선 종대 없음, 호흡음 정상, 심음 정상, 아킬레스건 반사 이상 없음, 하지 진동각 이상 없음, 종아리 부종 있음.

검사소견　시스플라틴에 의한 신장애는 개선 경향이었지만 Cr 4.2 mg/dL로 계속되고 있었다 **(표 18)**.

치료경과　진료시 Cr 4.2 mg/dL로 신부전 상태이므로 인슐린에 의한 혈당 관리를 시작했다. 지속성 디터머 8 단위를 아침에 투여하고 외래에서 추적하였다. 자가혈당측정시 공복 혈당 100~120 mg/dL 정도, 저녁 식사전 혈당 150~190 mg/dL, HbA1c 6.5~6.8% 정도로 개선되었다. 시스플라틴에 의한 신장애는 Cr 3 mg/dL까지 서서히 개

표 18 입원시 검사 소견

소변 검사						
단백	(−)	TP	6.8 g/dL	Na	135	mEq/L
당	(−)	Alb	4.3 g/dL	K	5.4	mEq/L
케톤체	(−)	AST	10 IU/L	Cl	98	mEq/L
잠혈	(−)	ALT	11 IU/L	Ca	9.2	mg/dL
		LDH	145 IU/L	P	4.0	mg/dL
		BUN	45.7 mg/dL			
말초 혈액		Cre	4.2 mg/dL	공복시 혈당		
RBC	$329×10^4$ /μL	Amy	38 U/L	IRI	124	mg/dL
Hb	9.7 g/dL	UA	8.2 mg/dL	HbA1c	7.2	μU/dL
WBC	5700 /μL	TG	144 mg/dL	당화알부민	22.6 %	
Plt	25.3 /μL	HDL-C	34 mg/dL			
		LDL-C	121 mg/dL			

선되었다. 반년간 인슐린 치료를 계속하여 HbA1c 6.5%로 안정되어 인슐린을 중지하고 리나글립틴 5 mg/일로 변경했다. 다음달의 HbA1c는 6.2%로 점차 개선되었다. 그 후 1년간의 외래 통원중 HbA1c 6.2~6.8%로 안정되었다.

해설 이 증례는 메트포르민으로 양호한 혈당 관리가 가능하였으나 약제성 신장애에 의한 급성 신부전으로 메트포르민을 중지하고 인슐린 치료가 필요했다. 메트포르민은 신 배설성 약제이므로 신기능 장애에는 투여 금기이다. 1959년부터 1999년까지 메트포르민에 의한 젖산 산혈증 증례 집계에 의하면 젖산 산혈증 47예 중 43예는 급성 신부전 또는 만성 신부전의 급성 악화를 동반하였다는 보고[117]가 있다. 젖산 산혈증은 예후가 불량하므로 메트포르민 금기 증례에 대한 인식이 중요하다. 이 증례는 화학요법 시행시 정기적 채혈에 의해 급성 신부전 발생 초기에 메트포르민 중지가 가능했다.

이 증례는 신기능이 개선되는 동안 인슐린에 의한 혈당 관리를 계속하였으나 Cr 3 mg/dL 정도부터는 개선이 부족했다. DPP-4 저해제의 신부전에서 혈당 개선 효과를 기대하여 소량의 인슐린(디터머 8 단위)을 리나글립틴 5 mg/일로 변경했다. 이런 변경으로 디터머 1회 투여로 불충분하던 식후 혈당 상승이 개선되었다.

리나글립틴은 산틴 골격을 가지는 담즙 배설형 DPP-4 저해제로 경도의 신기능 저하에서 말기 신부전 증례까지 용량 조정이 필요 없이 사용 가능한 약제이다. 테네리글립틴도 신장애에 사용하기 쉬운 약제이다. 다른 DPP-4 저해제도 비교적 안전하지만 감량이 필요한 경우도 있다.

Case **7**

소량의 SU제 병용에 저혈당을 일으킨 1예

연령	46세	성별	남성 은행원
가족력	부친이 비만하지 않은 2형 당뇨병 으로 인슐린 치료 중	과거력	특기 사항 없음

현병력

영업직으로 식생활이 불규칙하며, 특히 저녁 식사는 외식이 많고 음주 기회도 많았다. 집에서 저녁 식사를 먹은 경우에는 귀가가 늦어 오후 10시를 넘는 경우가 대부분이었다.

42세에 정기 건강 진단에서 고혈당 206 mg/dL(수시)이 발견되어 인근 병원에서 75g 경구 당부하 검사를 시행하여 당뇨병 진단을 받았다. 자각 증상이 없어 그 후 매년 같은 지적을 받았으나 통원하지 않고 방치하였다.

46세의 연말에 회식이 많고 폭음 폭식이 계속 되자 목마름이 나타나서 차를 많이 마셨다. 1월 초부터 권태감이 심해지고, 야간뇨 횟수가 많아져서 수면 부족으로 진료를 받았다. 채혈 결과 당뇨병이 악화되어 치료와 교육을 위해 입원했다.

신체소견

BMI 23.5 kg/m², 혈압 126/80 mmHg, 빈혈 없음, 심음 이상 없음, 호흡음 이상 없음, 복부 이상 없음, 건반사 양호, 진동각 이상 없음.

검사소견

요당(3+), 요단백(−), 케톤체(−), 심전도 이상 없음, AST 18 IU/L, ALT 26 IU/L, γGTP 62 IU/L, Cr 0.65 mg/dL, BUN 17 mg/dL, Na 142mEq/L, K 4.5 mEq/L, Cl 98 mEq/L, 공복 혈당 227 mg/dL, HbA1c 8.6%, 당화알부민 28.7%

치료경과

1,600 kcal의 식사 요법과 메트포르민 750 mg/일(3정, 분 3)을 시작하여 입원 3일에 혈당 일중 변동을 측정했다.

	아침 식전	식후 2h	점심 식전	식후 2h	저녁 식전	식후 2 h
혈당(mg/dL)	163	258	196	218	179	209
CPR(ng/mL)	1.01	2.88				
24시간 소변 CPR	85(μg/일)					

혈당 조절 부족으로 입원 5일 글리메피리드 2 mg/일 추가하고 2일 후 일중 변동을 측정했다.

	아침 식전	식후 2h	점심 식전	식후 2h	저녁 식전	식후2 h
혈당(mg/dL)	141	167	127	187	107	201

식후 고혈당 조절을 위해 시타글립틴 50 mg/일을 추가 했다. 중증 저혈당을 막기 위해 글리메피리드는 0.5 mg/일로 감량 했다.

아침 식사 후 2h 무렵 갑자기 식은 땀, 두근거림, 손 떨림을 호소하여 혈당을 측정하자 66 mg/dL으로 저혈당이 의심되었다. 채혈 후 포도당 경구 섭취로 증상이 신속히 소실되었다. 그 후 점심 식사를 충분히 섭취했고 오후에는 저혈당 방지를 위해 간식을 먹었다.

	아침 식전	식후 2h	점심 식전	식후 2h	저녁 식전	식후2 h
혈당(mg/dL)	140	66	118	127	88	110
		↑			↑	
		포도당 섭취			간식	

이튿날 아침 공복 혈당은 106 mg/dL로 글리메피리드를 중지했으며, 그 후 시타글립틴과 메트포르만으로 양호한 혈당 조절이 되었다.

해설 시타글립틴이 임상에 등장한후 SU제와 병용에 의한 저혈당 발생이 주목을 받았다. 특히 고령자나 신기능이 저하된 증례에서 중증 저혈당이 있었다. 췌장 β세포의 인슐린 분비 경로와 증폭 경로 중에서 인크레틴 관련제는 후자를 증가시킬 가능성이 시사되었다.

이 증례는 입원 후 1주에 저혈당이 나타나 당독성이 제거될 무렵에 해당되지만, 병용 전 공복 혈당이 전날과 거의 동일한 정도였으므로 저혈당은 두 약제의 병용 때문이라고 생각할 수 있었다. 저혈당시 인슐린치를 측정하지는 못했지만 인슐린 과다 분비의 직접적 근거는 없었다. 메트포르민을 투여하고 있었으므로 글루카곤 작용 억제의 영향도 생각할 수 있다.

중증 저혈당을 막기 위해서는 SU제 병용시 감량이 권고된다. 그러나 이 증례처럼 신기능이 정상이고, SU제를 최소 용량으로 감량해도 저혈당이 생기는 경우가 있으므로 병용 시작 시점부터 주의가 필요하다. 이런 저혈당이 환자의 병태 때문인지 아니면 체질적 소인인지 현시점에서는 불명하다.

문헌

1) 広野修一, 三井幸雄, 飯高洋一. 結晶構造から見た酵素の反応機構. 日本結晶学会誌 1982；24：65-75.

2) Bjelke JR, Christensen J, Branner S, et al. Tyrosine 547 constitutes an essential part of the catalytic mechanism of dipeptidyl peptidase IV. J Biol Chem 2004；279：34691-34697.

3) Abbott CA, McCaughan GW, Gorrell MD. Two highly conserved glutamic acid residues in the predicted beta propeller domain of dipeptidyl peptidase IV are required for its enzyme activity. FEBS Lett 1999；458：278-284.

4) Ogawa S, Misumi Y, Tsuji E, et al. Identification of the active site residues in dipepidyl peptidase IV by affinity labeling and site-directed mutagenesis. Biochemistry 1992；31：2582-2587.

5) Weber AE. Dipeptidyl peptidase IV inhibitors for the treatment of diabetes. J Med Chem 2004；47：4135-4141.

6) Nabeno M, Akahoshi F, Kishida H, et al. A comparative study of the binding modes of recently launched dipeptidyl peptidase IV inhibitors in the active site. Biochem Biophys Res Commun 2013；434：191-196.

7) Ashworth DM, Atrash B, Baker GR, et al. 2-cyanopyrrolidides as potent, stable inhibitors of dipeptidyl peptidase IV. Bioog Med Chem Lett 1996；6：1163-1166.

8) Thomas L, Eckhardt M, Langkopf E, et al. (R)-8-(3-amino-piperidin-1-yl)-7-but-2-ynyl-3-methyl-1-(4-methyl-quinazolin-2-ylmethyl)-3,7-dihydro-purine-2,6-dione (BI 1356), a novel xanthine-based dipeptidyl peptidase 4 inhibitor, has a superior potency and longer duration of action compared with other dipeptidyl peptidase-4 inhibitors. J pharmacol Exp Ther 2008；325：175-182.

9) ジャヌビア医薬品インタビューフォーム.

10) グラクティブ医薬品インタビューフォーム.

11) 伊藤立信, 輪島輝明, 山口正之, 他. DPP-4阻害薬ビルダグリプチンの薬理学的特長と臨床効果. 日薬理誌 2010；136：299-308.

12) Baetta R, Corsini A. Pharmacology od dipeptidyl Peptidase-4 inhibitors. Drugs 2011；71：1441-1467.

13) エクア医薬品インタビューフォーム.

14) 武内浩二, 藤田哲也, 廣居伸蔵. 高選択的DPP-4阻害薬アログリプチン安息香酸塩（ネシーナ®錠）の薬理作用および臨床効果. 日薬理誌 2011；137：43-50.

15) ネシーナ医薬品インタビューフォーム.

16) Eckhardt M, Langkopf E, Mark M, et al. 8-(3-(R)aminopiperidin-1-yl)-7-but-2-ynyl-3-methyl-1-(4-methyl-quinazolin-2-ylmethyl)-3,7-dihydropurine-2,6-dione (BI 1356), a highly potent, selective, long-acting, and orally bioavailable DPP-4 inhibitor for the treatment of type 2 diabetes. J Med Chem 2007；50：6450-6453.

17) Fuchs H, Tillement JP, Urien S, et al. Concentration-dependent plasma protein binding of the novel dipeptidyl peptidase 4 inhibitor BI 1356 due to saturable binding to its target in plasma of mice, rats and humans. J Pharm Pharmacol 2009；61：55-62.

18) トラゼンタ医薬品インタビューフォーム.

19) 合田真貴, 赤星文彦, 石井伸一, 他. 新規選択的DPP-4阻害薬テネリグリプチン臭化水素酸塩水和物（テネ

문헌

リア®錠）の薬理学的特長と臨床効果．日薬理誌 2013；142：134-143．

20) テネリア医薬品インタビューフォーム．

21) スイニー医薬品インタビューフォーム．

22) 鍔元義治，後藤守兄．DPP-4阻害薬アナグリプチン（スイニー®錠）の薬理学的特性と臨床効果．日薬理誌 2013；141：339-349．

23) Augeri DJ, Robl JA, Betebenner DA, et al. Discovery and preclinical profile of Saxagliptin (BMS-477118): a highly potent, long-acting, orally active dipeptidyl peptidase IV inhibitor for the treatment of type 2 diabetes. J Med Chem 2005；48：5025-5037.

24) オングリザ医薬品インタビューフォーム．

25) Kim YG, Hahn S, Oh TJ, et al. Differences in the glucose-lowering efficacy of dipeptidyl peptidase-4 inhibitors between Asians and non-Asians: a systematic review and meta-analysis. Diabetologia 2013；56：696-708.

26) Drucker DJ. Biological actions and therapeutic potential of the glucagon-like peptides. Gastroenterology 2002；122：531-544.

27) Deacon CF, Ahren B, Holst JJ. Inhibitors of dipeptidyl peptidase Ⅳ: a novel approach for the prevention and treatment of Type 2 diabetes? Expert Opin Investig Drugs 2004；13：1091-1102.

28) Chen X. Biochemical properties of recombinant prolyl dipeptidases DPP-Ⅳ and DPP8. Adv Exp Med Biol 2006；575：27-32.

29) Dai Y, Dai D, Mercanti F, et al. Dipeptidyl peptidase-4 inhibitor in cardioprotection : a promising therapeutic approach. Acta Diabetol 2013；50：827-835.

30) Nikolaidis LA, Mankad S, Sokos GG, et al. Effects of glucagon-like peptide-1 in patients with acute myocardial infarction and left ventricular dysfunction after successful reperfusion. Circulation 2004；109：962-965.

31) Sokos GG, Nikolaidis LA, Mankad S, et al. Glucagon-like peptide-1 infusion improves left ventricular ejection fraction and functional status in patients with chronic heart failure. J Card Fail 2006；12：694-699.

32) Lonborg J, Vejlstrup N, Kelbaek H, et al. Exenatide reduces reperfusion injury in patients with ST-segment elevation myocardial infarction. Eur Heart J 2012；33：1491-1499.

33) Read PA, Khan FZ, Heck PM, et al. DPP-4 inhibition by sitagliptin improves the myocardial response to dobutamine stress and mitigates stunning in a pilot study of patients with coronary artery disease. Cir Cardiovasc Imaging 2010；3：195-201.

34) Fadini GP, Boscaro E, Albiero M, et al. The oral dipeptidyl peptidase-4 inhibitor sitagliptin increases circulating endothelial progenitor cells in patients with type 2 diabetes: possible role of stromal-derived factor-1alpha. Diabetes Care 2010；33：1607-1609.

35) Patil HR, Badarin FJ, Shami HA, et al. Meta-analysis of effect of dipeptidyl peptidase-4 inhibitors on cardiovascular risk in type 2 diabetes mellitus. Am J Cardiol 2012；110：826-833.

36) Liu H, Dear AE, Knudsen LB, et al. A long-acting glucagon-like peptide-1 analogue attenuates induction of plasminogen activator inhibitor type-1 and vascular adhesion molecules. J Endocrinol 2009；201：59-66.

37) Ishibashi Y, Matsui T, Takeuchi M, et al. Glucagon-like peptide-1 (GLP-1) inhibits advanced glycation end product(AGE)-induced up-regulation of VCAM-1 mRNA levels in endothelial cells by suppressing AGE receptor(RAGE)expression. Biochem Biophys Res Commun 2010；391：1405-1408.

38) Ceriello A, Esposito K, Testa R, et al. The possible protective role of glucagon-like peptide 1 on endothelium during the meal and evidence for an endothelial resistance to glucagons-like peptide 1 in diabetes. Diabetes Care 2011；34：697-702.

39) Gutzwiller JP, Tschopp S, Bock A, et al. Glucagon-like peptide 1 induces natriuresis in healthy subjects and in insulin-resistant obese men. J Clin Endocrinol Metab 2004；89：3055-3061.

40) Mistry GC, Maes AL, Lasseter KC, et al. Effect of sitagliptin, a dipeptidyl peptidase-4 inhibitor, on blood

pressure in nondiabetic patients with mild to moderate hypertension. J Clin Pharmacol 2008 ; 48 : 592-598.

41) Tremblay AJ, Lamarche B, Deacon CF, et al. Effect of sitagliptin therapy on postprandial lipoprotein levels in patients with type 2 diabetes. Diabetes Obes Metab 2011 ; 13 : 366-373.

42) Lamers D, Famulla S, Wronkowitz N, et al. Dipeptidyl peptidase 4 is a novel adipokine potentially linking obesity to the metabolic syndrome. Diabetes 2011 ; 60 : 1917-1925.

43) Shah Z, Kampfrath T, Deiuliis JA, et al. Long-term dipeptidyl-peptidase 4 inhibition reduces atherosclerosis and inflammation via effects on monocyte recruitment and chemotaxis. Circulation 2011 ; 124 : 2338-2349.

44) Tsukiyama K, Yamada Y, Yamada C, et al. Gastric inhibitory polypeptide as an endogenous factor promoting new bone formation after food ingestion. Mol Endocrinol 2006 ; 20 : 1644-1651.

45) Zhong Q, Itokawa T, Sridhar S, et al. Effects of glucose-dependent insulinotropic peptide on osteoclast function. Am J Physiol Endocrinol Metab 2007 ; 292 : E543-E548.

46) Yamada C, Yamada Y, Tsukiyama K, et al. The murine glucagon-like peptide-1 receptor is essential for control of bone resorption. Endocrinology 2008 ; 149 : 574-579.

47) Monami M, Dicembrini I, Antenore A, et al. Dipeptidyl peptidase-4 inhibitors and bone fractures : a meta-analysis of randomized clinical trials. Diabetes Care 2011 ; 34 : 2474-2476.

48) Gupta NA, Mells J, Dunham RM, et al. Glucagon-like peptide-1 receptor is present on human hepatocytes and has a direct role in decreasing hepatic steatosis in vitro by modulating elements of the insulin signaling pathway. Hepatology 2010 ; 51 : 1584-1592.

49) Shirakawa J, Fujii H, Ohnuma K, et al. Diet-induced adipose tissue inflammation and liver steatosis are prevented by DPP-4 inhibition in diabetic mice. Diabetes 2011 ; 60 : 1246-1257.

50) Yilmaz Y, Yonal O, Deyneli O, et al. Effects of sitagliptin in diabetic patients with nonalcoholic steatohepatitis. Acta Gastroenterol Belg 2012 ; 75 : 240-244.

51) Li Y, Perry T, Kidny MS, et al. GLP-1 receptor stimulation preserves primary cortical and dopaminergic neurons in cellular and rodent models of stroke and Parkinsonism. Proc Nat Acad Sci USA 2009 ; 106 : 1285-1290.

52) Faivre E, Gault VA, Thorens B, et al. Glucose-dependent insulinotropic polypeptide receptor knockout mice are impaired in learning, synaptic plasticity, and neurogenesis. J Neurophysiol 2011 ; 105 : 1574-1580.

53) Jin HY, Liu WJ, Park JH, et al. Effect of dipeptidyl peptidase-Ⅳ(DPP-Ⅳ) inhibitor(Vildagliptin) on peripheral nerves in streptozotocin-induced diabetic rats. Arch Med Res 2009 ; 40 : 536-544.

54) Williams-Herman D, Engel SS, Round E, et al. Safety and tolerability of sitagliptin in clinical studies : a pooled analysis of data from 10,246 patients with type 2 diabetes. BMC Endocr Disord 2010 ; 10 : 1-21.

55) Sasaki T, Hiki Y, Nagumo S, et al. Acute onset of rheumatoid arthritis associated with administration of a dipeptidyl peptidase-4(DPP-4) inhibitor to patients with diabetes mellitus. Diabetol Int 2010 ; 1 : 90-92.

56) Yokota K, Igaki N. Sitagliptin(DPP-4 inhibitor)-induced rheumatoid arthritis in type 2 diabetes mellitus: a case report. Intern Med 2012 ; 51 : 2041-2044.

57) Lee Y, Wang MY, Du XQ, et al. Glucagon receptor knockout prevents insulin deficient type 1 diabetes in mice. Diabetes 2011 ; 60 : 391-397.

58) Cherrington AD, Lacy WW, Chiasson JL. Effect of glucagon on glucose production during insulin deficiency in the dog. J Clin Invest 1978 ; 62 : 664-677.

59) Raskin P, Unger RH. Hyperglucagonemia and its suppression. Importance in the metabolic control of diabetes. N Engl J Med 1978 ; 299 : 433-436.

60) Levetan C, Want LL, Weyer C, et al. Impact of pramlintide on glucose fluctuations and postprandial glucose, glucagon, and triglyceride excursions among patients with type 1 diabetes intensively treated with insulin pumps. Diabetes Care 2003 ; 26 : 1-8.

문헌

61) Fujikawa T, Chuang JC, Sakata I, Ramadori G, Coppari R. Leptin therapy improves insulin-deficient type 1 diabetes by CNS-dependent mechanisms in mice. Proc Natl Acad Sci USA 2010 ; 107 : 17391-17396.

62) Barrera JG, Sandoval DA, D'Alessio DA, et al. GLP-1 and energy balance: an integrated model of short-term and long-term control. Nat Rev Endocrinol 2011 ; 7 : 507-516.

63) Action to Control Cardiovascular Risk in Diabetes Study Group, Gerstein HC, Miller ME, Byington RP, et al. Effects of intensive glucose lowering in type 2 diabetes. N Engl J Med 2008 ; 358 : 2545-2559.

64) Ray KK, Seshasai SR, Wijesuriya S, et al. Effect of intensive control of glucose on cardiovascular outcomes and death in patients with diabetes mellitus: a meta-analysis of randomised controlled trials. Lancet 2009 ; 373 : 1765-1772.

65) Chiasson JL, Josse RG, Gomis R, et al. Acarbose treatment and the risk of cardiovascular disease and hypertension in patients with impaired glucose tolerance: the STOP-NIDDM trial. JAMA 2003 ; 290 : 486-494.

66) Hollman RR, Paul SK, Bethel A, et al. 10-Year follow-up of intensive glucose control in type 2 diabetes. N Engl J Med 2008 ; 359 : 1577-1589.

67) Monami M, Iacomelli I, Marchionni N, et al. Dipeptidyl peptidase-4 inhibitors in type 2 diabetes: a meta-analysis of randomized clinical trials. Nutr Metab Cardiovasc Dis 2010 ; 20 : 224-235.

68) Monami M, Ahrén B, Dicembrini I, et al. Dipeptidyl peptidase-4 inhibitors and cardiovascular risk: a meta-analysis of randomized clinical trials. Diabetes Obes Metab 2013 ; 15 : 112-120.

69) Iwamoto Y, Taniguchi T, Nonaka K, et al. Dose-ranging efficacy of sitagliptin, a dipeptidyl peptidase-4 inhibitor, in Japanese patients with type 2 diabetes mellitus. Endocr J 2012 ; 57 : 383-394.

70) Hypoglycemia in Diabetes pathophysiology, prevalence, and prevention 2nd edition (Philip E. Cryer), American Diabetes Association, Virginia, 2012.

71) 日本腎臓学会 編. CKD診療ガイド2012. 東京医学社, 東京, 2012.

72) Zanchi A, Lehmann R, Philippe J. Antidiabetic drugs and kidney disease-recommendations of the Swiss Society for Endocrinology and Diabetology. Swiss Med Wkly 2012 ; 142 : w13629.

73) Butler PC, Elashoff M, Elashoff R, et al. A Critical Analysis of the Clinical Use of Incretin-Based Therapies : Are the GLP-1 therapies safe? Diabetes Care 2013 ; 36 : 2118-2125.

74) Nauck MA. A Critical Analysis of the Clinical Use of Incretin-Based Therapies: The benefits by far outweigh the potential risks. Diabetes Care 2013 ; 36 : 2126-2132.

75) Golightly LK, Drayna CC, McDermott MT. Comparative clinical pharmacokinetics of dipeptidyl peptidase-4 inhibitors. Clin Pharmacokinet 2012 ; 51 : 501-514.

76) Pozzilli P, Leslie RD, Chan J, et al. The A1C and ABCD of glycaemia management in type 2 diabetes : a physician's personalized approach. Diabetes Metab Res Rev 2010 ; 26 : 239-244.

77) Chang CL, Cai JJ, Lo C, et al. Adaptive selection of an incretin gene in Eurasian populations. Genome Res 2011; 21: 21-32.

78) Sato D, Sato Y, Masuda S, et al. Effects of a sitagliptin safety alert on prescription behaviour for oral antihyperglycaemic drugs : a propensity score-matched cohort study of prescription receipt data in Japan. Drug Saf 2013 ; 36 : 605-615.

79) Harashima SI, Ogura M, Tanaka D, et al. Sitagliptin add-on to low dosage sulphonylureas : efficacy and safety of combination therapy on glycaemic control and insulin secretion capacity in type 2 diabetes. Int J Clin Pract 2012 ; 66 : 465-476.

80) Kusaka I, Nagasaka S, Horie H, et al. Metformin, but not pioglitazone, decreases postchallenge plasma ghrelin levels in type 2 diabetic patients: a possible role in weight stability? Diabetes Obes Metab 2008 ; 10 : 1039-1046.

81) Cho YM, Kieffer TJ. New aspects of an old drug : metformin as a glucagon-like peptide 1 (GLP-1) enhancer and sensitizer. Diabetologia 2011 ; 54 : 219-222.

82) Miller RA, Chu Q, Xie J, et al. Biguanides suppress hepatic glucagon signalling by decreasing production

문헌

of cyclic AMP. Nature 2013 ; 494 : 256-260.

83) Charbonnel B, Karasik A, Liu J, et al ; Sitagliptin Study 020 Group. Efficacy and safety of the dipeptidyl peptidase-4 inhibitor sitagliptin added to ongoing metformin therapy in patients with type 2 diabetes inadequately controlled with metformin alone. Diabetes Care 2006 ; 29 : 2638-2643.

84) Bosi E, Dotta F, Jia Y, et al. Vildagliptin plus metformin combination therapy provides superior glycaemic control to individual monotherapy in treatment-naive patients with type 2 diabetes mellitus. Diabetes Obes Metab 2009 ; 11 : 506-515.

85) Fass AD, Gershman JA. Efficacy and safety of dipeptidyl peptidase-4 inhibitors in combination with metformin. Adv Ther 2013 ; 30(4) : 337-353.

86) Kadowaki T, Tajima N, Odawara M, et al. Addition of sitagliptin to ongoing metformin monotherapy improves glycemic control in Japanese patients with type 2 diabetes over 52 weeks. J Diabetes Invest 2013 ; 4 : 174-181.

87) Solis-Herrera C, Triplitt C, Garduno-Garcia Jde J, et al. Mechanisms of glucose lowering of dipeptidyl peptidase-4 inhibitor sitagliptin when used alone or with metformin in type 2 diabetes: a double-tracer study. Diabetes Care 2013 ; 36 : 2756-2762.

88) Alba M, Ahrén B, Inzucchi SE, et al. Sitagliptin and pioglitazone provide complementary effects on postprandial glucose and pancreatic islet cell function. Diabetes Obes Metab 2013 ; 15 : 1101-1110.

89) Triplitt C, Cersosimo E, DeFronzo RA. Pioglitazone and alogliptin combination therapy in type 2 diabetes : a pathophysiologically sound treatment. Vasc Health Risk Manag 2010 ; 6 : 671-690.

90) Kaku K, Itayasu T, Hiroi S, et al. Efficacy and safety of alogliptin added to pioglitazone in Japanese patients with type 2 diabetes: a randomized, double-blind, placebo-controlled trial with an open-label long-term extension study. Diabetes Obes Metab 2011 ; 13 : 1028-1035.

91) Kim SJ, Nian C, McIntosh CH. Adipocyte expression of the glucose-dependent insulinotropic polypeptide receptor involves gene regulation by PPARγ and histone acetylation. J Lipid Res 2011 ; 52 : 759-770.

92) Eliasson B, Möller-Goede D, Eeg-Olofsson K, et al. Lowering of postprandial lipids in individuals with type 2 diabetes treated with alogliptin and/or pioglitazone : a randomised double-blind placebo-controlled study. Diabetologia 2012 ; 55 : 915-925.

93) Lee A, Patrick P, Wishart J, et al. The effects of miglitol on glucagon-like peptide-1 secretion and appetite sensations in obese type 2 diabetics. Diabetes Obes Metab 2002 ; 4 : 329-335.

94) Narita T, Katsuura Y, Sato T, et al. Miglitol induces prolonged and enhanced glucagon-like peptide-1 and reduced gastric inhibitory polypeptide responses after ingestion of a mixed meal in Japanese Type 2 diabetic patients. Diabet Med 2009 ; 26 : 187-188.

95) Horikawa Y, Enya M, Iizuka K, et al. Synergistic effect of α-glucosidase inhibitors and dipeptidyl peptidase 4 inhibitor treatment. J Diabetes Invest 2011; 2: 200-203.

96) Tajima N, Kadowaki T, Okamoto T,et al. Sitagliptin added to voglibose monotherapy improves glycemic control in patients with type 2 diabetes. J Diabetes Invest 2013 ; 4 : 595-604.

97) 小田原雅人, 鈴木学, 浜田泉, 他. 2型糖尿病におけるビルダグリプチン併用投与の臨床評価. 新薬と臨床2012 ; 61 : 137-155.

98) サキサグリプチン 第Ⅲ相 併用療法での長期投与試験

99) Patel CG, Kornhauser D, Vachharajani N, et al. Saxagliptin, a potent, selective inhibitor of DPP-4, does not alter the pharmacokinetics of three oral antidiabetic drugs (metformin, glyburide or pioglitazone) in healthy subjects. Diabetes Obes Metab 2011 ; 13 : 604-614.

100) Matsubara I, Sugiyama S,Akiyama E, et al. Dipeptidyl peptidase-4 inhibitor sitagliptin, improves endotherial dysfunction in association with its anti-inflammatory effects in patients with coronary artery disease and uncontrolled diabetes. Circ J 2013 ; 77 : 1337-1344.

101) 鍔元義治, 後藤守兄. DPP-4阻害薬アナグリプチンの薬理学的特性と臨床効果. 日薬理誌2013 ; 141 : 339-349.

102) Aschner P, kipnes MS, Lunceford JK, et al. Effect of the dipeptidyl peptidase-4 inhibitor sitagliptin as

monotherapy on glycemic control on patients with type 2 diabetes. Diabetes care 2006 ; 29 : 2632-2637.

103) Williams-Herman D, Round E, Swern AS, et al. Safety and tolerability of sitagliptin in patients with type 2 diabetes:a pooled analysis. BMC Endocrine Disorders 2008 ; 8 : 14.

104) Araki A, Iimuro S, Sakurai T, et al. Non-High-density lipoprotein cholesterol : an important predictor of stroke and diabetes-related mortality in Japanese elderly diabetic patients. Geriatr Gerontol Int 2012 ; 12 : 18-28.

105) Nelson JM, Dufraux K, Cook PF. The relationship between glycemic control, and falls in older adults. J Am Geriatr Soc 2007 ; 55 : 2041-2044.

106) Whitmer RA, Karter AJ, Yaffe K, et al : Hypoglycemic episodes and risk of dementia in older patients with type 2 diabetes mellitus. JAMA 2009 ; 301 : 1565-1572.

107) Bretzel RG, Nuber U, Landgraf W, et al. Once-daily basal insulin glargine versus thrice-daily prandial insulin lispro in people with type 2 diabetes on oral hypoglycaemic agents(APOLLO): an open randomized controlled trial . Lancet 2008 ; 371 : 1073-1084.

108) Takahara M, Shiraiwa T, Kaneto H, et al. Efficacy of sitagliptin on blood glucose fluctuation in Japanese type 2 diabetic patients with basal-supported oral therapy. Endocrine J 2012 ; 59 : 1131-1136.

109) Vollmer K ,Gardiwal H,Menge BA, et al. Hyperglycemia acutely lowers the postprandial excursions of glucagon-like peptide-1 and gastric inhibitory polypeptide in humans. J Clin Endocrinol Metab 2009 ; 94 : 1379-1385.

110) Nthan DM, Buse JB, Davidson MB, et al. Management of hyperglycemia in type 2 diabetes : A consensus algorithm for the initiation and adjustment of therapy : A consensus statement from the American Diabetes Asociation and the European Association for the Study of Diabetes. Diabetes Care 2006 ; 29 : 1963-1972.

111) Y-L M. Yamaguchi H, et al. Pharmacokinetics and pharmacodynamics of vildagliptin in Japanese patients with Type 2 diabetes. International Journal of Clinical Pharmacology and Therapeutics 2010 ; 48 : 582-595.

112) Fonseca V, Schweizer A, et al. Addition of vildagliptin to insulin improves glycaemic control in type 2 diabetes. Diabetologia 2007 ; 50 : 1148-1155.

113) Schweizer A, Foley JE, et al. Clinical evidence and mechanistic basis for vildagliptin's effect in combination with insulin. Vasc Health Risk Manag. 2013 ; 9 : 57-64.

114) Vilsbøll T, Rosenstock J, et al. Efficacy and safety of sitagliptin when added to insulin therapy in patients with T2D. Diabetes Obes Metab 2010 ; 12 : 167-177.

115) Meier JJ, Nauck MA. Is the Diminished Incretin Effect in Type 2 Diabetes Just an Epi-Phenomenon of Impaired β-cell Function ?. Diabetes 2010 ; 59 : 1117-1125.

116) Xu G, Kaneto H, et al. Downregulation of GLP-1 and GIP receptor expression by hyperglycemia : possible contribution to impaired incretin effects in diabetes. Diabetes 2007 ; 56 : 1551-1558.

117) Stades AM , Heikens JT, Erkelens DW, et al. Metformin and lactic acidosis : cause or coincidence? A review of case report. J Intern Med 2004 ; 255 : 179-187.

Ⅲ Practical clinic

인크레틴 관련제와 임상

3. GLP-1 수용체 작용제 사용법

兵庫医科大学内科学糖尿病 · 内分泌 · 代謝科

宮川 潤一郎　徳田 八大　楠　宜樹　美内 雅之　勝野 朋幸　難波 光義

서론

GLP-1 수용체 작용제는 DPP-4 저해제와 함께 인크레틴 관련제라고 부르며, 위장관 호르몬인 GLP-1 인크레틴 작용을 비롯한 각종 생리 작용을 이용한 당뇨병 치료제다. 위장관, 문맥벽이나 간에 분포하는 자율신경 종말(미주신경 구심로)에는 GLP-1 수용체가 발현하고 있으며, L (GLP-1 생산) 세포가 분비하는 GLP-1 또는 외인성 GLP-1 수용체 작용제는 자율신경계를 통해 연수, 시상하부에 정보를 전달한다. 이런 자율 신경계를 통한 작용도 당뇨병에서 혈당 개선에 관여하고 있다.

GLP-1 수용체 작용제는 2014년 10월 현재 엑세나타이드, 리라글루타이드가 처방 가능하다. 이런 약제는 약리 작용의 차이에 의해 단시간 작용형 GLP-1 수용체 작용제와 장시간 작용형 GLP-1 수용체 작용제로 구분하는 것이 양자의 약효 특징을 고려한 처방이나 병용제의 선택에 도움이 될 수 있다. GLP-1 수용체 작용제의 장기적 안전성은 확립되지 않았으며 당뇨병 치료에서 GLP-1의 다면적 작용을 염두에 둔 주의 깊은 관찰이 필요하다.

1

GLP-1 수용체 작용제를 사용하기 전에

GLP-1은 영양소(특히 당질이나 지방산 등) 경구 섭취에 의해 주로 소장 하부에서 대장에 걸쳐 존재하는 L세포에서 분비되는 호르몬이며, 인크레틴 작용 이외에 다양한 작용을 가진다. L세포는 동물의 원조라고 할 수 있는 몇억년 전부터 지구상에 존재한 강장 동물의 위장관 상피에도 존재하여 위장관 센서 세포의 하나로 진화된 세포라고 생각되며, 위장관이나 문맥, 간 등에 분포하는 자율신경 종말에 존재하는 GLP-1 수용체를 통해 위장관의 에너지원이나 영양소에 대한 정보를 연수를 통해 시상하부에 전달한다.[1] 즉 위장관에는 만복 신호(satiation signal)라고 부르는 GLP-1, PYY (peptide YY), CCK (cholecystokinin) 등이 음식 섭취에 따라 위장관에 분포하는 구심성 자율신경 종말을 자극하며, 미주신경 구심로→연수→시상하부에 신경계 통해 신호를 보낸다. 이런 위장관에서 연수→시상하부로 가는 신경 신호는 그 후의 섭식량이나 식욕을 변화시키는 동시에, 자율신경계를 통해 위장관 운동이나 간에서 에너지 균형에 관련된 내장 기능을 변화시킨다. 즉 GLP-1은 만복감 증가, 섭식량 감소(식욕 억제), 위배출 운동 억제 등의 생리 작용을 나타내는 동시에, 췌장 내에서 뉴런을 바꾼 자율 신경 종말부터 아세틸콜린 등의 신경전달물질도 방출하여 췌도 세포에 작용한다(β세포에서 인슐린 분비, α세포에서 글루카곤 분비 억제)[2,3] 따라서 당뇨병에서 혈당 개선 작용은 인크레틴으로 췌장 β세포에 대한 인슐린 분비 증가 작용, α세포(글루카곤 분비) 억제 작용에 더해 신경계를 통한 여러 기전이 관련되고 있다. GLP-1에 의한 인슐린 분비 증가 작용에도 미주신경 구심로를 통한 작용이 알려졌으며, 포도당 주입 래트에서 GLP-1의 문맥내 주입에 의한 인슐린 분비 증가 작용은 미주신경 구심로 절단에 의해 60% 정도가 감소된다.[4]

GLP-1은 혈관내피 세포 등 상피 세포, 림프구 등에 발현하고 있는 DPP-4에 의해 N 말단의 2개 아미노산이 절단되어 단시간에 비활성화 되므로(반감기는 피하 주사에서 2분 정도) 치료제로 이용할 수 없다. 따라서 DPP-4에 저항성 구조를 가지는 GLP-1 수용체 작용제가 인크레틴 관련 당뇨병 치료제로 개발되었다. GLP-1 수용체 작용제의 처방에서는 L세포의 위장관 센서 세포로의 특이성, 즉 신경계(미주신경 구심로→연수→시상하부를 중심으로한 중추 신경계→자율신경계를 통한 말초 장기, 세포에 대한 작용)를 개입한 생리 작용을 이해할 필요가 있다.[5,6]

식후에 생리적으로 상승하는 내인성 GLP-1(공복시나 식전 보다 2~3배 상승)이

호르몬으로 혈류를 따라 중추 신경계에 도달할 가능성도 있다. 이런 생리 활성 물질은 일반적으로 혈액-뇌 관문(blood-brain barrier)의 존재 때문에 중추 신경계 내에 도달하기 어려울 수 있으나, 시상하부의 혈관계를 통해 쉽게 도달할 가능성이 있다. 뇌간에서 시상하부 주위의 최후야, 종판 맥락하 기관, 뇌궁하 기관, 후연하기관 등에 혈액-뇌 관문 구조가 치밀하지 않은 해부학적 부위가 있기 때문이다. GLP-1 수용체 작용제의 당뇨병 치료제로서 중요한 작용에 체중 감소나 위 배출 운동 억제 작용이 있으며, 이런 작용은 신경계를 통한 작용이고, 피하 주사 후 약리학적 농도까지 상승한 약제가 위장관, 문맥 등의 미주신경 구심로의 GLP-1 수용체를 자극하거나, 앞에서 언급한 경로를 거쳐 중추 신경에 도달하여 약리 작용을 나타낸다고 생각할 수 있다. 실제로 GLP-1이나 엑세나타이드가 중추 신경계에 직접 도달할 수 있다는 보고가 있다.[7]

2

GLP-1 수용체 작용제의 종류와 특징

GLP-1 수용체 작용제는, GLP-1 수용체에 결합하여 시그널에 의해 인크레틴 작용 등의 생리활성을 나타내며, 한편 DPP-4에 대해 저항성을 가지는 구조가 필요하다. 현재 잘 알려진 GLP-1수용체 작용제의 구조 및 약리적 특징은 **그림 1** 및 **표 1**과 같다.

GLP-1 수용체 작용제는 약리적 작용 차이에 따라 단시간 작용형 및 장시간 작용형으로 구분하고 있다. 엑세나타이드는 단시간 작용형으로 분류되어 위 배출 억제 작용이 강하며, 식후 혈당을 강력하게 억제하는 동시에 식후 인슐린 분비를 절약하는 방향으로 작용한다. 한편 장시간 작용형은 위 배출 억제 작용이 급속히 감소되는 타키필락시(자세한 기전은 불명)라는 현상이 있어, 혈당 개선 작용은 주로 인크레틴 작용 및 글루카곤 분비 억제 작용에 의한 공복 혈당의 개선에 의한 것으로 여겨진다(**표 2**).[8),9)]

(1) 엑세나타이드

엑세나타이드는 미국 남서부 사막 지대에 서식하는 도마뱀(Gila monster,

그림 1 **GLP-1 및 GLP-1 수용체 작용제의 구조**

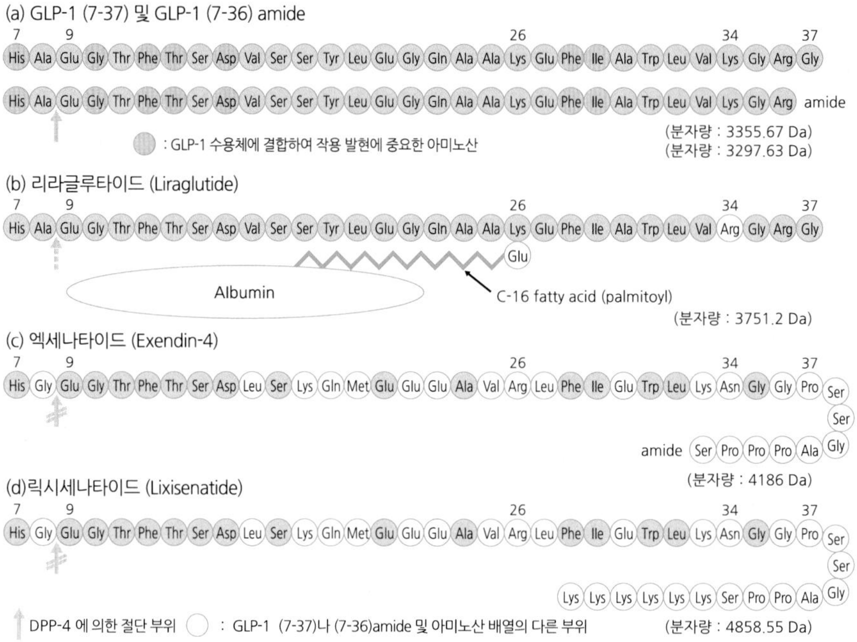

(a) GLP-1 (7-37) 및 GLP-1 (7-36) amide

His Ala Glu Gly Thr Phe Thr Ser Asp Val Ser Ser Tyr Leu Glu Gly Gln Ala Ala Lys Glu Phe Ile Ala Trp Leu Val Lys Gly Arg Gly

His Ala Glu Gly Thr Phe Thr Ser Asp Val Ser Ser Tyr Leu Glu Gly Gln Ala Ala Lys Glu Phe Ile Ala Trp Leu Val Lys Gly Arg amide

: GLP-1 수용체에 결합하여 작용 발현에 중요한 아미노산

(분자량 : 3355.67 Da)
(분자량 : 3297.63 Da)

(b) 리라글루타이드 (Liraglutide)

His Ala Glu Gly Thr Phe Thr Ser Asp Val Ser Ser Tyr Leu Glu Gly Gln Ala Ala Lys Glu Phe Ile Ala Trp Leu Val Arg Gly Arg Gly

Glu

Albumin

C-16 fatty acid (palmitoyl)

(분자량 : 3751.2 Da)

(c) 엑세나타이드 (Exendin-4)

His Gly Glu Gly Thr Phe Thr Ser Asp Leu Ser Lys Gln Met Glu Glu Glu Ala Val Arg Leu Phe Ile Glu Trp Leu Lys Asn Gly Gly Pro Ser

Ser

amide Ser Pro Pro Pro Ala Gly

(분자량 : 4186 Da)

(d) 릭시세나타이드 (Lixisenatide)

His Gly Glu Gly Thr Phe Thr Ser Asp Leu Ser Lys Gln Met Glu Glu Glu Ala Val Arg Leu Phe Ile Glu Trp Leu Lys Asn Gly Gly Pro Ser

Ser

Lys Lys Lys Lys Lys Lys Ser Pro Pro Ala Gly

DPP-4 에 의한 절단 부위 ◯ : GLP-1 (7-37)나 (7-36)amide 및 아미노산 배열의 다른 부위

(분자량 : 4858.55 Da)

표 1 GLP-1 수용체 작용제

제품	1일 사용량	혈중 반감기 (시간)	작용 시간 (시간)	1개당 함유량
엑세나타이드	1회 5 µg 아침 저녁 식전 60분 이내에 피하주사. 1회 10 µg 1일 2회에 증량 가능.	1.3(5 µg) 1.30(10 µg)	8	300 µg
리라글루타이드	0.9 mg을 1일 1회 아침 또는 저녁에 피하주사. 1일 1회 0.3 mg부터 시작하여 1주일 이상의 간격을 두고 0.3 mg씩 증량.	13~15	>24	18 mg
엑세나타이드 (지속성 주사제)	2 mg을 주 1회 피하 주사.	?	?	2 mg
릭시세나타이드	20µg을 1일 1회 아침 식전에 피하주사. 1일 1회 10 µg에서 시작하여 1주 이상 투여한 후 1일 1회 15 µg 증량하여 1주일 이상 투여한 후 1일 1회 20 µg 증량.	2.12(10 µg) 2.45(20 µg)	15	300 µg

표 2	단시간 작용형 및 장시간 작용형 GLP-1 수용체 작용제의 비교	
		단시간 작용형 수용체 작용제 (short-acting GLP-1 receptor agonists)	장시간 작용형 수용체 작용제 (long-acting GLP-1 receptor agonists)
약제		엑세나타이드 릭시세나타이드	리라글루타이드 엑세나타이드(지속성 주사제)
반감기		2~5 시간	12 시간~수일
효과	공복 혈당	약한 저하	강한 저하
	식후 혈당	강한 저하	약한 저하
	공복 인슐린	약한 촉진	강한 촉진
	식후 인슐린	저하	약한 촉진
	글루카곤	저하	저하
	위 배출 운동	강화	강화
	체중 감소	1~5 kg	2~5 kg
	구역질	20~50% 수주 ~ 수개월에 감소	20~40% 4~8주에 감소

Heloderma suspectum)의 침샘에서 추출된 펩티드 exendin-4를 인공 합성한 것이다. Exendin-4는 39개의 아미노산으로 구성되어 사람의 GLP-1 아미노산 배열과 53%의 상동성이 있으며, GLP-1 수용체에 결합하여 GLP-1과 같은 생리 활성을 나타낸다. 사람의 GLP-1과 달리 N 말단에서 2번째 L-알라닌이 글리신으로 바뀌어 DPP-4에 의한 비활성화가 저지되어 피하 주사시 혈중 반감기가 2~4시간으로 길어진다. 도마뱀 유래 exendin-4를 약제로 만든 엑세나타이드의 특징으로 피하 주사에 따른 항체 출현이 있다. 실제로 12주 투여 후 항엑세나타이드 항체가, 5 μg, 10 μg(1일 2회 피하주사)에 각각 29.7%, 51.4% 출현하였으나 항체가는 대부분 낮았다. 혈당 조절에 대한 영향은 없었으나 높은 항체가(≧ 625)가 지속되는 증례에서 HbA1c 개선도가 저하될 가능성이 있다. 엑세나타이드 피하 주사에 의해 출현하는 항체는 GLP-1이나 글루카곤과 교차 반응을 나타내지 않는다. 부작용으로 저혈당 이외에 구역, 구토, 설사, 변비 등의 위장 증상이 많으나, 용량 의존적이며 소량으로 처방하여 경감 가능하다.

2형 당뇨병 환자에서 엑세나타이드 단독 요법은 인정되지 않고 있다. 식사·운동 요법에 더해 SU제와 메트포르민 병용 요법으로 충분한 혈당 개선 효과를 얻을 수 없는 경우에 적응이 된다.

투여는 1회 5 μg을 1일 2회로 시작하고 1개월 정도 경과를 관찰하여 효과가 불충분하면 1회 10 μg, 1일 2회로 증량 가능하다. 1회 피하 주사 5 μg용과 10 μg용의 2종류 펜형 주입기로 1일 2회, 아침과 저녁 식전 60분 이내에 피하 주사한다.

엑세나타이드는 투석 증례를 포함해 중증 신기능 장애가 있는 환자에서는 금기이며, 경도의 신기능 장애 환자에서 저혈당 발현 빈도 증가 경향이 있어 주의가 필요하다.

(2) 리라글루타이드

리라글루타이드는 사람의 GLP-1 N 말단에서 26번째 아미노산 리신에 스페이서로 글루타민산을 결합시켜 지방산(아실화 팔미틴산)을 부가하고, 34번째 리신을 아르기닌으로 치환한 구조이며, 사람의 GLP-1 아미노산 배열과 97%의 상동성을 가지고 있다. 리라글루타이드는 스스로 응집되어 7량체를 형성하며, 조직액이나 혈중에서 지방산을 통해 알부민 분자의 7개 부위에 결합이 가능하다. 또한 N 말단에서 2번째 아미노산은 알라닌이지만, 입체 구조가 변화되어 DPP-4에 대해 저항성이 된다. 이런 이유로 혈중 반감기가 11~13시간으로 길어져 아침 또는 저녁의 일정한 시간에 1일 1회 피하 주사해도 혈중 농도를 유지할 수 있다. 구역, 구토 등의 위장 장애는 처음 1개월에 10% 정도의 환자에서 나타나지만, 그 후에는 5% 이하로 감소한다. 리라글루타이드는 GLP-1의 아미노산 배열이 98% 보존되어 있기 때문에 항체가 잘 발생되지 않아, 항리라글루타이드 항체 출현율은 53주 투여에 약 17%였다. 위장 부작용으로 구역은 투여 시작시에 빈도가 높으나 유지 투여 후에는 감소한다.

2형 당뇨병 환자에서 식사·운동 요법으로 충분한 혈당개선 효과가 없으며 SU제를 추가해도 효과가 없는 경우에 사용한다.

리라글루타이드는 투여 초기에 나타나기 쉬운 위장 장애(변비, 설사, 구역, 구토) 발현을 줄이기 위해 1일 1회 0.3 mg으로 시작하여, 1주 이상의 간격을 두고 0.3 mg씩 증량한다. 보통 성인에서 0.9 mg을 1일 1회 아침 또는 저녁에 가능하면 같은 시간에 피하 주사한다.

(3) 엑세나타이드 지속성 주사제

엑세나타이드는 2형 당뇨병에서 1일 2회 피하 주사가 필요하므로 반감기가 보다 길 지속성 제제가 개발되었다. 이 제제는 엑세나타이드를 생분해성 폴리머인 마이크로스포어에 결합시켜, 폴리머 입자의 표층에서 방출→조직액에 용해→확산→분해→침투 과정에서 엑세나타이드가 서서히 방출되는 구조로 되어, 1주 1회 피하 주사로 엑세나타이드의 혈중 농도를 유지할 수 있다(**그림 2**). 식사·운동 요법만으로 또는 경구 혈당강하제로 치료 중인 비만을 동반한 2형 당뇨병 환자에서, 1일 2회 피하 주사 엑세나타이드(1일 10μg×2회)와 1주에 1회 피하 주사(1주 2 mg 1회)간 효과를 비교하면, 지속형에서 공복 혈당 개선이나 체중 감소 작용은 강하지만, 식후 혈당 개선 효과는 엑세나타이드가 강하다. 부작용으로 가장 많은 구역, 설사, 구토 등의 위장 증상 출현은 지속형에서 적으며, 주사 부위 피하에 경결이 생기기 쉽지만 서서히 소실된다.

2형 당뇨병 환자에서 식사·운동 요법에 더해 SU제, 메트포르민, 티아졸리딘디온

그림 2 엑세나타이드 LAR (long-acting release) 지속성 주사제의 구조 (주사 전자 현미경 소견)(a), 구조(b) 및 서방화 기전(b, c)

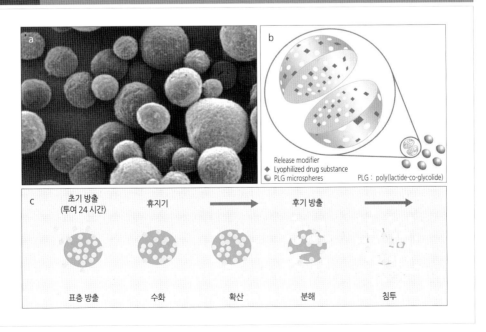

등의 2제 이상 병용 요법에도 충분한 혈당 개선 효과를 얻을 수 없는 경우에 적응이 된다.

1키트(피하주용 2 mg)는 분말 엑세나타이드 지속형이 들어 있는 바이알, 현탁 용액 첨부 시린지, 전용 주사바늘, 바이알 커넥터로 구성되어 주 1회 피하 주사한다. 환자 자신이 주사전에 용해할 필요가 있으며, 주사 수기를 습득할 때까지 반복하여 교육한다.

(4) 릭시세나타이드

릭시세나타이드는 엑세나타이드의 아미노산 배열 C말단에 복수의 리신을 추가한 구조와, N 말단의 38번째 아미노산 프로린을 제거하고 세린을 추가, 그리고 6개의 리신을 추가하여 엑세나타이드 보다 혈중 안정성을 향상시켰다. 혈중 반감기는 2.45시간(20 µg 반복 투여시)으로 연장되었으며, 작용 시간은 약 10시간이다. 아시아 지역에서 인슐린 및 경구 혈당 강하제로 치료 중인 2형 당뇨병 환자에 릭시세나타이드를 추가 투여(아침 식사전 1회)한 연구에서, 아침 식후 혈당을 현저히 개선하여 단기간 작용형의 특징을 나타냈다.

2형 당뇨병 환자에서 식사·운동 요법에 더해 SU제 또는 메트포르민 투여에도 혈당 개선 작용이 불충분한 경우, 식사·운동 요법에 더해 지속성 인슐린이나 중간형 인슐린 주사에도 혈당 개선 작용이 불충분한 경우에 적응이 된다.

릭시세나타이드 300 µg 투여는, 1일 1회 10 µg으로 시작하여 1주 이상 투여 후 15 µg으로 증량하고, 1주 이상 투여 후 20µg으로 증량한다.

3

GLP-1 수용체 작용제의 처방 요점

(1) GLP-1 수용체 작용제와 고혈당

일본에서 리라글루타이드는 2010년 6월부터 사용하기 시작한 GLP-1 수용체 작용제이며, 발매 초기부터 인슐린을 사용하던 2형 당뇨병 환자에서 사용했을 때 당뇨병 케토산증이나 혈당치의 급격한 악화 증례가 나타나 문제가 되었다. 이런 증례의 대부분은 기존 치료제인 인슐린을 중지하고 리라글루타이드로 바꾸어 나타났던 것이며, 당뇨병 케토산증이 발생한 4예 중 2예는 사망하였다. 이런 부작용 때문에 다음과 같은 안전 정보가 발표되어 주의를 환기했다.[10]

빅토자 피하주사 18 mg에 대해

1. 이 제제는 인슐린 대체약이 아니다.
2. 인슐린 의존 상태의 환자(1형 당뇨병, 인슐린 치료가 필요한 2형 당뇨병 환자 등)는 인슐린을 이 제제로 바꾸어서는 안 된다.
3. 이 제제를 투여할 때 환자의 인슐린 의존 상태를 확인하여 투여 가능성을 판단한다.
4. 이미 바꾼 환자에서는 혈당 조절 상태를 확인한다.

이것을 기회로 "인크레틴(GLP-1 수용체 작용제와 DPP-4 저해제)의 적정 사용에 대한 위원회"에서는 다음과 같이 권고하였다.[11]

[중요 사항]

2010년 6월 11일부터 2010년 10월 7일까지 GLP-1 수용체 작용제 리라글루타이드(빅토자)를 투여한 증례 중에서 당뇨병성 케토산증 4예(사망 2 예), 고혈당 16예 발생이 확인되었다. 이들 20예 중 17예가 인슐린 치료를 중지하고 이 제제로 바꾼 후 발생하였다.

리라글루타이드는 인슐린 대체제가 아니므로 인슐린으로 치료중인 환자는 인슐린 의존 상태에 있는지, 비의존 상태에 있는지 평가한 후 이 제제 사용 여부를 판단한다(인슐린 의존 상태에 있는 환자에게 이 제제를 사용하면 안 된다).

인슐린 의존 상태와 비의존 상태의 감별에는 C-펩티드 측정이 유용하나, 신기능 저하에 의해 C-펩티드가 높게 나오는 경우에는 글루카곤 부하 검사로 판정할 필요가 있다. 감별이 어려운 경우에는 전문가에게 의뢰한다.

2010년 12월 일본에서 2번째 GLP-1 수용체 작용제 엑세나타이드(바이에타)가 발매되어 추가 정보가 발표되었다.[12]

[추가 정보(2011년 2월 23일)]

　　GLP-1 수용체 작용제로 분류되는 엑세나타이드(2010년 12월 17일 발매된 바이에타)는 인슐린 대체제가 아니므로 인슐린으로 치료 중인 환자는 인슐린 의존 상태에 있는지, 비의존 상태에 있는지 평가 후에 이 제제의 사용 여부를 판단한다(인슐린 의존 상태에 있는 환자에게 이 제제로 바꾸면 안된다).

　　인슐린 의존 상태와 비의존 상태의 감별은 리라글루타이드와 같다. 엑세나타이드의 적응은 SU제와 메트포르민의 병용으로 되어 있으므로 저혈당에 대한 주의가 필요하다. 임상시험에서 1회 5 μg 투여 시작시 또는 10 μg으로 증량시 저혈당 빈도 증가하는 경향이 보고되었다. 엑세나타이드는 1회 5 μg, 1일 2회 주사로 시작하여 1개월 이상 경과 관찰 후 1회 10 μg으로 증량한다. 따라서 투여 시작 2주 후에 진료하여 전문의가 저혈당 등에 대해 충분히 확인하여 엑세나타이드를 증량해야 한다. 최대량에 도달하고 신중한 관찰이 필요하다. 도입시에 가능한 혈당 자가측정이 권고된다. 엑세나타이드는 투석 환자를 포함한 중증 신기능 장애가 있는 환자에게는 금기이다. 임상시험 결과 경도에서 중등도의 신기능 장애가 있는 환자는 저혈당 발생 비율이 높은 경향이 보고되어 신중하게 투여할 필요가 있다.

　　이런 조치에 의해 인슐린의 GLP-1 수용체 작용제 변환으로 인한 고혈당이나 케토산증은 공식적으로는 볼 수 없게 되었다. 리라글루타이드의 적응은 "2형 당뇨병에서 식사 요법, 운동 요법, 또는 식사 요법 운동 요법에 더해 설폰요소제 사용으로 충분한 혈당 조절 효과가 없는 경우에 사용한다"고 되어있다. 엑세나타이드는 "2형 당뇨병에서 식사 요법, 운동 요법에 더해 설폰요소제나 메트포르민 병용에도 충분한 혈당 조절 효과를 얻을 수 없는 경우에 사용한다"라고 되어 있어 1형 당뇨병뿐 아니라 2형 당뇨병에서도 혈당 조절을 위해 인슐린이 필수인 경우에는 적응이 되지 않는다.

　　인슐린을 리라글루타이드로 바꾸어 고혈당, 케토산증에 이른 2형 당뇨병 증례는 GLP-1 수용체 작용제의 다면적으로 강력한 혈당 개선 작용을 과도하게 기대해 무리한 변환을 실시한 결과 발생한 사례라고 생각할 수 있다. GLP-1 수용체 작용제는 다면적 작용을 가지는 당뇨병 치료제이나 2형 당뇨병에서도 혈당 조절에 인슐린이 필수인 환자에게는 인슐린 대체제가 되지 않는 것을 이해해야 한다.

(2)   저혈당 방지

GLP-1이 가진 인크레틴 작용이나 글루카곤 분비 억제 작용은 포도당 농도 의존성이므로 4 mmol/L(약 70 mg/dL) 전후가 되면 이런 작용은 일어나지 않게 된다. 따라서 인크레틴 치료제의 단독 투여시 저혈당을 일으키지 않는다고 생각되었으나, 단독 투여에서도 드물게 저혈당을 일으키는 경우가 있어 주의가 필요하다. 특히 경구 혈당강하제 병용(SU제 추가나 병용)시 혈당치와 관계없이 작용하기 때문에, 또 조합에 따라 상승 효과를 나타낼 가능성이 있어 GLP-1 수용체 작용제 처방 환자는 저혈당을 일으킬 위험이 있다.[11, 12] 실제 임상 시험에서 리라글루타이드 단독 요법에서 중증 저혈당이나 저혈당 증상 또는 3.1 mmol/L(55.8 mg/dL) 미만의 현저한 저혈당은 없었고, SU제 투여 환자에서 리라글루타이드 추가시 중증 저혈당은 없었으나 중등도에서 경도의 저혈당은 있었다.[13, 14] 앞의 적정 사용 위원회 권고는 리라글루타이드에 SU제 병용은 당뇨병 전문의가 실시하도록 권고하고 있다.[15]

(3)   신기능 장애를 가진 환자에 대해

리라글루타이드는 신기능 장애가 있는 2형 당뇨병 환자에게 신중 투여가 가능하나, 엑세나타이드 및 엑세나타이드 지속성 주사제는 투석 환자를 포함한 중증 신기능 장애가 있는 당뇨병 환자에서 금기이며 중등도에서 경도에는 신중히 투여한다. 금기 이유에 대한 자세한 보고는 없다. 릭시세나타이드는 중증 신기능 장애(Ccr 30 mL/min 미만) 환자에서 신중히 투여한다.

(4)   간기능 장애를 가진 환자에 대해

간기능 장애를 가진 2형 당뇨병 환자에게 리라글루타이드, 엑세나타이드, 엑세나타이드 지속성 주사제는 신중 투여의 기재가 있으나, 릭시세나타이드에는 기재가 없다. 지방간이나 비알코올성 지방간염(NASH) 등 간기능 장애 원인에 따라 GLP-1 수용체 작용제가 치료 효과를 나타낼 가능성이 있다.

(5) 다른 질환 동반에 대해

GLP-1에는 위 배출 운동 억제나 위장관 운동 억제 작용이 있으므로 위장 장애가 있는 환자, 특히 당뇨병성 위마비를 동반한 환자에서 병태를 악화시키거나 식후 혈당 저하 작용이 증가할 가능성이 있어 신중 투여가 필요하다. 잠재적으로 위장 운동이 저하되어 있는 고령자에게도 주의가 필요하다. 또한 위절제 후 환자에서는 경구 섭취 후 음식이 급속히 소장 대장으로 이행하므로 식후 혈중 GLP-1 농도가 약리적 농도까지 상승되어 GLP-1 수용체 작용제의 효과를 기대할 수 없다.

저혈당을 일으키기 쉬운 상황이나 병태를 가진 환자, 예를 들어 SU제 처방중인 환자, 뇌하수체 기능 부전이나 부신 부전, 영양 불량 상태에 있는 환자에게도 신중 투여가 필요하다.

GLP-1 수용체는 면역 담당 세포의 일부에도 발현되므로 자가면역 질환을 포함한 면역 이상이 있는 질환이나 감염성 질환이 동반된 2형 당뇨병 환자에서 병태를 악화시킬 가능성을 부정할 수 없다. 현재 이런 환자에게는 신중 투여하거나 처방하지 않는 것이 좋다고 생각할 수 있다.

(6) 기타 주의점; 췌장염, 췌장암의 위험성에 대해

GLP-1 수용체 작용제 투여에 의해 혈중 GLP-1 농도는 약리적 농도에 이른다. GLP-1 수용체는 다양한 장기, 세포에 발현되고 있으며, 췌장조직에서도 외분비 조직(선방세포나 도관세포)에 GLP-1 수용체가 발현되고 있다. 실제로 GLP-1 수용체 작용제의 처방시 신중히 투여하게 되어 있다. 인크레틴 관련제 투여에 의한 췌장 조직의 변화로 췌장염, 췌장 종양 위험이 증가한다는 보고가 있다.[15] 이 보고는 DPP-4 저해제 처방 환자와 GLP-1 수용체 작용제 처방 환자(엑세나타이드 1예)가 혼합된 소규모 증례 대조 연구이고, 무작위 비교 연구가 아니어서 바이어스가 있으므로 인크레틴 관련제가 췌장암을 증가시킨다고 결론지을 수 없다. 연구 디자인과 분석 방법에 불명한 점이 많으며, 공여자의 배경 인자(평균 연령, 성별 분포, 당뇨병 유병 기간 등)에도 차이가 있어 정확한 정보가 아니다. 미국 식품의약품국(FDA)/유럽 의약품청(EMA)의 견해는, 현시점에서 인크레틴 관련제와 췌장염·췌장암에 대한 인과관계의 결론은 없으며, FDA는 연구자에게 샘플 및 연구 디자인에 대한 정보를 요구하였고, EMA도 연구 디자인에 대한 정보 제공을 요구하고 있다. FDA 및 EMA는 "환자나 의사가 현재의 치료를 변경할 필요는 없다."고 하였다.

4

다른 혈당 강하제와 병용

GLP-1 수용체 작용제는 적응 대상에 차이가 있다. 엑세나타이드 피하주사 5 μg 및 엑세나타이드 피하주사 10 μg의 적응증 예는 SU제 + 메트포르민과 병용으로 한정되어 단독 요법은 할 수 없다. 리라글루타이드 피하주사 18 mg은 단독 요법이나 SU제와의 병용이 적응된다. 엑세나타이드 지속성 주사제 피하주사용 2 mg의 적응은 다른 약제와의 병용이다. 릭시세나타이드 피하주사 300 μg의 적응도 다른 약제와의 병용이며, 지속형 또는 중간형 인슐린과 병용 가능한 GLP-1 수용체 작용제다. **표 3**은 GLP-1 수용체 작용제에서 병용 가능 약제의 요약이다.

표 3 GLP-1 수용체 작용제

제품	엑세나타이드	리라글루타이드	엑세나타이드 지속성 주사제	릭시세나타이드
상품명	바이에타 피하주 5 μg 펜300 바이에타 피하주 10 μg 펜300	빅토자 피하주 18 mg	휴트리온 피하주 2 mg	릭스미아 피하주 300 μg
처방 방법	SU제 SU제 + 메트포르민 SU제 + 메트포르민	단독 SU제	SU제 메트포르민	SU제 SU제 + 메트포르민 중간형 인슐린 속효성 인슐린

(약제 첨부 문서 참조)

5

증례 연구

 GLP-1 수용체 작용제는 인크레틴 작용 이외에 혈당 조절이나 혈관 합병증 진행 억제 등 다면적 작용을 가지고 있으며, 약리적으로 개개 수용체 작용제의 적응을 고려하여 2형 당뇨병의 어떤 병기·병태에 효과적일지 평가하여 사용한다. 그러나 처방 후에도 식사 요법을 지키지 않으면 혈당 개선 효과를 얻을 수 없는 경우가 있어 처방 시에 환자에게 식사 요법에 대해 다시 교육해야 한다.

 또한 2형 당뇨병에서 혈당 조절에 인슐린이 필수적인 환자에게 인슐린 대체제가 되지 않는다고 이해하여 식사·운동 요법을 실시하고, 내인성 인슐린 분비능이 유지되고 있다고 생각할 수 있는 증례를 선별하여 인슐린을 GLP-1 수용체 작용제로 전환 가능한 증례와 불가능한 증례를 감별하여야 한다.

Case **1**

인슐린 치료 중인 비만을 동반한 2형 당뇨병 환자에서 엑세나타이드로 바꾸고 또 엑세나타이드 지속성 주사제로 변경이 가능했던 증례

| 연령 | 36세 | 성별 | 여성 |

현병력
28세에 회사 건강 진단에서 당뇨병, 비만, 간기능 장애(지방간)가 발견되어 인근 병원에서 경구 혈당강하제 처방을 받았으나, 혈당 조절 불량으로 입원하여, 초속효성 인슐린 3회 주사 처방으로 퇴원, 외래 통원하고 있었다. 혈당 조절은 양호하나 비만이 개선되지 않았다.

신체소견
키 150 cm, 체중 72 kg, BMI 32 kg/m^2, 혈압 145/90 mmHg

검사소견
AST 36 IU/L, ALT 60 IU/L, ɣGTP 90 IU/L, 총콜레스테롤 210 mg/dL, LDL 콜레스테롤 130 mg/dL, 중성지방 200 mg/dL, 크레아티닌 0.8 mg/dL, 공복 혈당 120 mg/dL, HbA1c 7.6%

치료경과
글리크라짓 40 mg×2정 분 2, 아침 저녁 식전)+보글리보스 0.3 mg×3정 분 3, 매 식전)+메트포르민 500 mg/일 분 2, 아침 저녁 식후)를 아스파르트 8U-6U-6U+ 글리크라짓 20 mg×1정 아침 식사 전+메트포르민 500 mg/일 분 2, 아침 저녁 식후로 변경해 경과를 관찰하였으나 체중 감량이 어려웠다. 인슐린을 GLP-1 수용체 작용제(엑세나타이드 10 µg ×2회 아침 저녁 식전 피하주사)로 변경하여 식욕 저하와 체중이 감소되어 1년간 약 8 kg의 감량되고, HbA1c 6.6~7.2%를 유지할 수 있었다. 그 후 육아 등으로 바빠서 엑세나타이드 지속성 주사제(주 1회 2 mg 피하주사)로 변경하여 혈당 조절 및 체중을 유지하고 있다.

해설
비만을 동반한 2형 당뇨병에서 혈당 조절을 위해 인슐린 주사에 SU제를 병용했으나 체중 감량이 어려웠다. 내인성 인슐린 분비능이 어느 정도 남아있다고 생각하여 인슐린 주사를 GLP-1 수용체 작용제로 전환하여 혈당 조절 악화 없이 체중 감소 효과를 볼 수 있었고, 다시 주 1회형 GLP-1 수용체 작용제로 대체하여 환자의 QOL이 개선되었다.

Case 2

인슐린 혼합제 2회 주사 + 경구 혈당강하제로 치료하던 고령 2형 당뇨병 환자에서 리라글루타이드로 변경한 증례

연령	72세		성별	남성

현병력 당뇨병 유병기간 13년으로 비만력 없음. 경구 혈당강하제로 치료하였었다(글리클라짓 40 mg×2정, 분 2 아침 저녁 식전 + 미글리톨 50 mg×3정, 분 3 매식전). 3년 전부터는 휴마로그믹스50을 아침 저녁 2회 식사 직전에 10 U-8 U 주사와 미글리톨 50 mg×3정, 분 3 매 식전으로 치료하고 있었다.

신체소견 키 165 cm, 체중 66 kg, BMI 24.2 kg/m², 혈압 135/80 mmHg

검사소견 AST 28 IU/L, ALT 32 IU/L, ɣGTP 45 IU/L, 총콜레스테롤 190 mg/dL, LDL 콜레스테롤 105 mg/dL, 중성지방 160 mg/dL, 크레아티닌 0.9 mg/dL, 공복 혈당 134 mg/dL, HbA1c 6.5%

치료경과 입원 후 인슐린을 리라글루타이드 0.6 mg 아침 식사전 피하주사로 변경하여 혈당의 일중 변동이 개선되어(그림 3), 퇴원 후 HbA1c 6.4~7.0%를 유지하고 있다.

해설 비만력이 없고, 식사·운동 요법을 실행하고 있었으며, 인슐린 분비 부전형 2형 당뇨병이지만 인슐린 필요량은 20 U/일 이하로, 어느 정도의 내인성 인슐린 분비능이 남

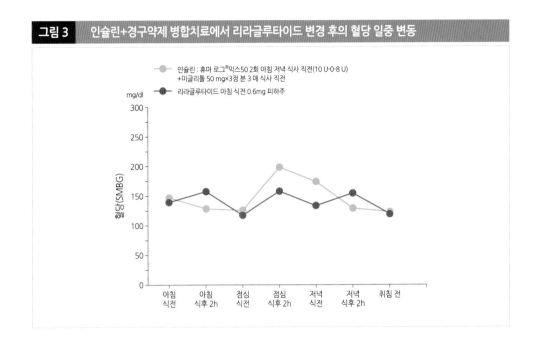

그림 3 **인슐린+경구약제 병합치료에서 리라글루타이드 변경 후의 혈당 일중 변동**

아 있어, 인슐린 감수성도 높다고 생각할 수 있었다. 이런 증례는 인슐린을 GLP-1 수용체 작용제로 변경할 수 있는 경우가 있으며, 단독 요법으로 저혈당 위험은 없고, QOL도 현저히 개선된다.

Case 3

인슐린 60U/일로 치료중인 대사증후군을 동반한 2형 당뇨병 환자에서 리라글루타이드로 변환을 시도한 증례

| 연령 | 74세 | 성별 | 남성 |

현병력　당뇨병 유병 기간 30년, 발병시부터 비만이 있었으며, 5년 전부터 인슐린(노보믹스

아침 저녁 2회 식전 36 U-24 U) 및 보글리보스 0.2 mg ×3정, 분 3 매식전으로 치료하고 있었다. GLP-1 수용체 작용제 치료를 희망하여 외래에서 리라글루타이드로 변환을 시도하였다.

신체소견 키 170 cm, 체중 85 kg, BMI 28.2 kg/m², 혈압 160/95 mmHg

검사소견 AST 48 IU/L, ALT 68 IU/L, χGTP 165 IU/L, 총콜레스테롤 240 mg/dL, 요산 8.9 mg/dL, LDL 콜레스테롤 150 mg/dL, 중성지방 260 mg/dL, 크레아티닌 1.0 mg/dL, 공복 혈당 134 mg/dL, HbA1c 9.1%

치료경과 식사·운동 요법을 실시하지 못하여 비만이 있었으며, 대사증후군을 동반한 2형 당뇨병이라고 생각할 수 있었다. 외래에서 혈당 자가측정(self-monitoring of blood glucose, SMBG)에 의해 혈당치 변동을 보며 인슐린을 중지하고 리라글루타이드 0.3 mg/일부터 0.6 mg/일까지 증량 했다. 그 결과 식욕 저하·섭식량 감소가 있었으며, 체중 감소는 2.5~3.0 kg에 머물렀지만, 평균 혈당은 개선되었다. 글리메피리드 0.5 mg/일을 아침 식전 추가 투여에 의해 혈당 일중 변동은 변환전 보다 양호한 결과를 얻었다(**그림 4**).

해설 이 증례는 식사·운동 요법이 어려워 대사증후군을 동반한 2형 당뇨병 환자로 인슐린 사용량은 60 U/일이었다. 이 정도의 인슐린을 주사하고 있는 2형 당뇨병 환자는 일반적으로 GLP-1 수용체 작용제로 바꾸기 어렵다. 그러나 GLP-1 수용체 작용제가 효과가 있었던 것은 내인성 인슐린 분비능이 남아 있던 것과 인크레틴 작용 뿐 아니라 식욕의 저하(만복감의 증가)에 의해 식사 섭취량이 감소하는 다이어트 효과가 더해졌기 때문으로 생각할 수 있다.

일반적 임상 검사나 인슐린 처방량, 당부하 검사, 글루카곤 부하 검사, 소변 C-펩티드 배설량 등의 검사 소견으로 인슐린에서 GLP-1 수용체 작용제로 변환 가능성을 판단할 수 있는 지표는 없다. 2형 당뇨병 환자 23예에서 인슐린을 리라글루타이드로 바꾼 결과 13예에서는 혈당 조절이 개선되었으며, 그들의 공복 CPR 1.5 ng/mL, 75 g OGTT의 insulinogenic index 0.14, CPR index 1.1, 소변 CPR 33.3 μg/일, 유병 기간 19.5년이었다는 보고가 있다.[16]

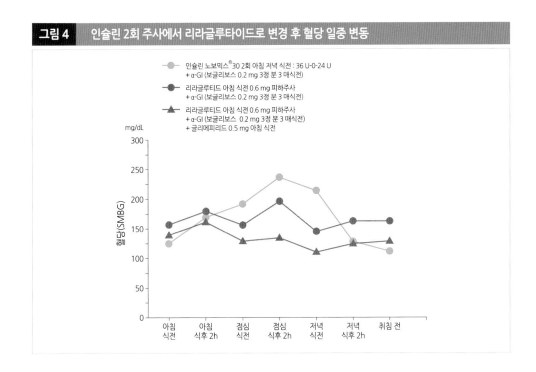

그림 4 인슐린 2회 주사에서 리라글루타이드로 변경 후 혈당 일중 변동

Case 4

인슐린과 경구 혈당강하제로 치료 중인 2형 당뇨병 환자에서 인슐린을 GLP-1 수용체 작용제로 바꾸기 어려웠던 증례

연령	72세	성별	여성

현병력 당뇨병 유병기간 35년, 비만력은 없다. 건강 진단에서 당뇨병이 발견되어 경구 혈당강하제 치료에도 혈당 조절이 불량하여 진료. 64세에 인슐린을 도입하여 노보믹스 26 U/일(아침 저녁 2회 식전 12 U-0-14 U) 및 경구 혈당강하제(미티글리나이드 10 mg×1정 점심 식사 직전+미글리톨 50 mg×3정, 분3 매식전)로 치료하고 있

없으나 HbA1c 7.5~8.5%로 조절 불량했다. 입원 후 인슐린의 리라글루타이드 변환을 시도했다.

신체소견 키 137 cm, 체중 43 kg, BMI 22.9 kg/m², 혈압 121/67 mmHg

검사소견 AST 21 IU/L, ALT 20 IU/L, ɣGTP 15 IU/L, 총콜레스테롤 190 mg/dL, LDL 콜레스테롤 110 mg/dL, 중성지방 66 mg/dL, 크레아티닌 0.59 mg/dL, 공복 혈당 134 mg/dL, HbA1c 7.9%

치료경과 인슐린과 경구 혈당강하제를 중지하고 리라글루타이드 0.3 mg(아침 식전 피하주사)를 시작하여 0.6 mg으로 증량 했으나 식후 혈당 개선이 불충분하여 미글리톨 50 mg ×3정 분3 매식전을 추가하고 외래에서 경과를 관찰했다(퇴원시 HbA1c 7.8%). 퇴원 1, 2, 3개월 후 HbA1c는 각각 8.2, 8.8, 9.3%로 혈당 조절이 악화되어 리라글루타이드 0.9 mg으로 증량하고 글리클라짓 40 mg×2정 분2 아침 저녁 식전을 추가했다. 그러나 HbA1c는 8.2%까지 밖에 개선되지 않아 다시 인슐린(노보믹스 16 U/일 아침저녁 2회 식사 직전 8 U-0-8 U＋미티글리드 10 mg 점심 식전＋미글리톨 50 mg×3정 분3 매식전으로 처방을 변경했다.

해설 이 증례는 당뇨병 병력 35년에 비만이 없는 2형 당뇨병 환자로 인슐린 감수성은 높다고 생각된다. 한편 입원 후 검사에서 아침 식사 전후의 CPR은 0.78 및 1.64 ng/mL, 소변 CPR 28.1 μg/일(리라글루타이드 처방 중)로 내인성 인슐린 분비능 저하가 추정되었다. 인슐린 투여량만으로 인슐린을 GLP-1 수용체 작용제로 변환할 수 있을지 판단할 수 없었다.

Case 5

경구 혈당강하제와 기저 인슐린 주사로 치료 중인
2형 당뇨병 환자에 릭시세나타이드를 추가하여
혈당 조절이 개선된 증례

| 연령 | 68세 | 성별 | 여성 |

현병력 15년 전 2형 당뇨병으로 진단되어 인근 병원에서 경구 혈당강하제로 치료(글리메피리드 1 mg×2정 아침 식전, 아카보스 100 mg×3정 분 3 매식전, 시타글립틴 50 mg ×1정 아침 식전)하고 있었으나 HbA1c 9.8%로 혈당 조절이 악화되어 입원했다.

신체소견 키 148 cm, 체중 69 kg, BMI 31.3 kg/m², 혈압 152/83 mmHg

검사소견 AST 67 IU/L, ALT 70 IU/L, ɣGTP 257 IU/L, 총콜레스테롤 234 mg/dL, LDL 콜레스테롤 142 mg/dL, 중성지방 172 mg/dL, 크레아티닌 0.51 mg/dL, 공복 혈당 206 mg/dL HbA1c 10.1%. 아침 식사 전후의 CPR은 3.76 및 5.54 ng/mL, 소변 CPR은 125.0 μg/일.

치료경과 같은 처방과 식사 요법으로 경과를 관찰하였으나 혈당 조절이 개선되지 않아 지속형 인슐린 데글루덱을 1회 4U 아침 식전을 도입하는 동시에 글리메피리드를 중지했다. 비만, 과식이 배경에 있으므로 식후 혈당 개선과 식욕 억제, 체중 감소 효과를 기대하여 릭시세나타이드를 추가 했다(아카보스와 시타글립틴은 중지). 릭시세나타이드 추가 전후에 CGM에 의한 혈당 검사에서 식후 혈당 및 혈당 변동폭의 개선이 있었다(**그림 5**). 치료 6개월 후에도 만복감이 지속되어 체중 약 3 kg 감소, HbA1c는 10.1%에서 7.6%으로 개선되었다. 또 NASH에 의한다고 생각할 수 있는 AST, ALT 등 간기능 이상도 정상화되었다.

해설 릭시세나타이드는 단기 작용형 GLP-1 수용체 작용제이며 인슐린과의 병용이 인정된다. 기저 인슐린과 릭시세나타이드의 병용은 공복 혈당을 개선하면서 식후 혈당을 교정하는 상보적 작용을 기대할 수 있다. 고혈당 상태에서 췌장 β 및 α세포의 GLP-1

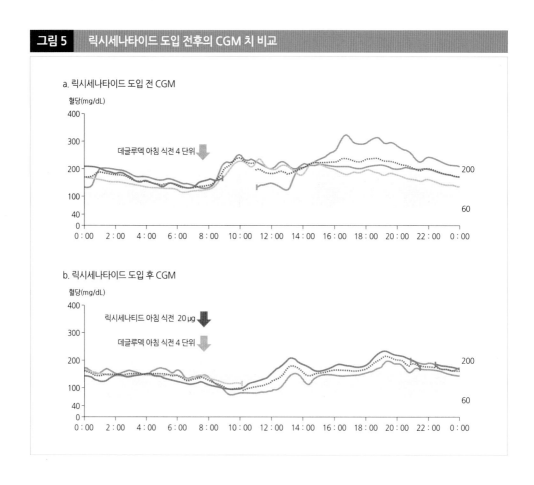

그림 5　릭시세나타이드 도입 전후의 CGM 치 비교

a. 릭시세나타이드 도입 전 CGM

혈당(mg/dL)

데글루덱 아침 식전 4 단위

b. 릭시세나타이드 도입 후 CGM

혈당(mg/dL)

릭시세나티드 아침 식전 20 μg

데글루덱 아침 식전 4 단위

수용체 발현이 저하되며, 혈당 조절에 따라 발현이 개선된다. 따라서 인크레틴 효과를 최대한으로 활용하기 위해서는 기저 인슐린으로 공복 혈당을 충분히 교정하는 것이 이상적이다. 이 증례처럼 경구 혈당 강하제나 지속형 인슐린으로 식후 고혈당 교정이 불충분한 경우, 공복 혈당을 충분히 조절한 후에 릭시세나타이드의 추가 투여는 효과적인 수단이다.

Case **6**

GLP · 1 수용체 작용제의 특수한 사용;
궤양성 대양염으로 대장 전절제술 후 인슐린 치료 중인
2형 당뇨병 환자에서 리라글루타이드로 변환

연령	74세		성별	여성

현병력 당뇨병 유병기간 21년, 13년 전 궤양성 대장염이 발생하여 프레드니솔론 복용을 시작했다. 그 후 혈당 조절이 불량하여 인슐린을 도입했다. 4년 전 궤양성 대장염이 악화되어 대장 전절제술 및 인공 항문을 설치했다. 그 후에도 인슐린 치료를 계속하고 있었다(노보래피드 3회 매식전 8U-6U-4U). 혈당 조절은 HbA1c 6.5% 정도로 양호했으나, 내인성 GLP-1 분비능 저하가 추정되어 리라글루타이드 치료를 시도했다.

신체소견 키 149 cm, 체중 54.3 kg, BMI 24.1 kg/m², 혈압 134/78 mmHg

검사소견 AST 19 IU/L, ALT 16 IU/L, χGTP 35 IU/L, 총콜레스테롤 160 mg/dL, LDL 콜레스테롤 100 mg/dL, 중성지방 129 mg/dL, 크레아티닌 1.14 mg/dL, 공복 혈당 134 mg/dL, HbA1c 6.1%

치료경과 인슐린 20 U/일로 혈당 조절이 가능했기 때문에 GLP-1 보충을 겸해 리라글루타이드 0.6 mg/일 아침 1회 투여로 변경했는데, 혈당 일중 변동의 개선 및 평탄화가 있었고, 인공 항문 배변 회수가 5~6회/일에서 3회/일 정도로 감소되었다.

해설 초속효성 인슐린 3회 주사로 치료하고 있었으나 궤양성 대장염 악화로 대장 전절제를 피할 수 없게 된 2형 당뇨병 환자이다. GLP-1 생산 세포는 하부 소장에서부터 대장에 걸쳐 존재하므로 이 증례의 GLP-1 분비능이 저하되어 있을 것으로 추정되었다. 인슐린을 GLP-1 수용체 작용제로 변환을 시도했으며, 혈당 개선 작용에 더해 위장관 운동 억제 작용도 있어 인슐린 3회 주사에서 해방과 함께 배변 회수 감소에 의한 QOL의 현저한 개선이 있었다.

1) Schwartz TW, Holst B. An enteroendocrine full package solution. Cell Metab 2010 ; 11 : 445-447.

2) Holst JJ. Incretin hormones and the satiation signal. Int J Obesity 2013 ; 37 : 1161-1168.

3) 宮川潤一郎. DPP-4阻害薬の意義と有用性. 糖尿病診療マスター2011 ; 9(5): 513-520.

4) Nishizawa M, Nakabayashi H, Uehara K, et al. Intraportal GLP-1 stimulates insulin secretion predominantly through the hepatoportal-pancreatic vagal reflex pathways. Am J Physiol Endocrinol Matab 2013 ; 305 : E376-E387.

5) Drucker DJ, Nauck MA. The incretin system : glucagon-like peptide-1 receptor agonists and dipeptidyl peptidase-4 inhibitors in type 2 diabetes. Lancet 2006 ; 368 : 1696-1705.

6) 宮川潤一郎, 難波光義. GLP-1受容体作動薬. 糖尿病治療薬の最前線(荒木栄一, 稲垣暢也 編). pp87-100, 中山書店, 東京, 2011.

7) Kastin AJ, Akerstrom V. Entry of exendin-4 into brain is rapid but may be limited at high doses. Int J Obes Relat Metab Disord 2003 ; 27 : 313-318.

8) Nauck MA, Kemmeries G, Holst JJ, et al. Rapid tachyphylaxix of the glucagon-like peptide-1-induced deceleration of gastric emptying in humans. Diabetes 2011 ; 60 : 1561-1565.

9) Meier JJ. GLP-1GLP-1 receptor agonists for individualized treatment of type 2 diabetes mellitus. Nat Rev Endocrinol 2012 ; 8 : 728-742.

10) リラグルチド(遺伝子組換え)安全性情報(ブルーレター2010年10月)

11) インクレチン(GLP-1受容体作動薬とDPP-4阻害薬)の適正使用に関する委員会による勧告〈http://www.jds.or.jp/uploads/photos/797.pdf〉

12) 宮川潤一郎. インクレチン関連薬と低血糖. Islet Equality 2010 ; 2 : 17-21.

13) SeinoY, Rasmussen MF, ZdravkovicM, et al. Dose-dependent improvement in glycemia with once-daily liraglutide without hypoglycemia or weight gain : a double-blind, randomized, controlled trial in Japanese patients with type 2 diabetes mellitus. Diab Res Clin Pract 2008 ; 81 : 161-168.

14) Kaku K, Rasmussen MF, Clauson P, et al. Improved glycemic control with minimal hypoglycemia and no body weight change with the once-daily human glucagon-like peptide analogue liraglutide as ad-on to sulfonylurea in Japanese patients with type 2 diabetes. Diabetes Obes Metab 2010 ; 12 : 341-347.

15) Butler AE, Chambell-Thompson M, Gurlo T, et al. Marked expansion of exocrine and endocrine pancreas with incretin therapy with increased exocrine pancreas dysplasia and the potential for glucagon-producing neuroendocrine tumors. Diabetes online version 2013

16) Kozawa J, Inoue K, Iwamoto R. et al. Liraglutide is effective in type 2 diabetic patients with sustained endogenous insulin-secreting capacity. J Diabetes Invest 2012 ; 3 : 294-297.

INDEX

색인

編集

武田　純　　　■　岐阜大学大学院医学系研究科内分泌代謝病態学教授

執筆 (五十音順)

飯塚 勝美　　■　岐阜大学医学部附属病院生体支援センター講師

稲垣 暢也　　■　京都大学大学院医学研究科糖尿病・内分泌・栄養内科学教授

岩崎 真宏　　■　関西電力病院疾患栄養治療センター

勝野 朋幸　　■　兵庫医科大学先進糖尿病治療学特任准教授

楠　　宜樹　　■　兵庫医科大学内科学糖尿病・内分泌・代謝科

塩谷 真由美　■　岐阜大学医学部附属病院糖尿病代謝内科

清水 辰徳　　■　秋田大学大学院医学系研究科内分泌・代謝・老年内科学

清水 尚子　　■　秋田大学大学院医学系研究科内分泌・代謝・老年内科学

諏訪 哲也　　■　岐阜大学大学院医学系研究科内分泌代謝病態学准教授

清野　　裕　　■　関西電力病院院長

武田　純　　　■　岐阜大学大学院医学系研究科内分泌代謝病態学教授

徳田 八大　　■　兵庫医科大学内科学糖尿病・内分泌・代謝科

難波 光義　　■　兵庫医科大学内科学糖尿病・内分泌・代謝科主任教授

丹羽 啓之　　■　岐阜大学大学院医学系研究科内分泌代謝病態学

橋本 健一　　■　岐阜大学大学院医学系研究科内分泌代謝病態学臨床講師

廣田 卓男　　■　岐阜大学医学部附属病院免疫・内分泌内科

堀川 幸男　　■　岐阜大学医学部附属病院医療連携センター准教授

美内 雅之　　■　兵庫医科大学内科学糖尿病・内分泌・代謝科

宮川 潤一郎　■　兵庫医科大学内科学糖尿病・内分泌・代謝科教授

矢部 大介　　■　関西電力病院糖尿病・代謝・内分泌センター部長

山田 祐一郎　■　秋田大学大学院医学系研究科内分泌・代謝・老年内科学教授

山根 俊介　　■　京都大学大学院医学研究科糖尿病・内分泌・栄養内科学